Roman Daucher

Geht nicht, gibt's nicht

Roman Daucher

GEHT NICHT, GIBT'S NICHT!

Fit mit **Roman Daucher**

GOLDEGG VERLAG

Bildrechte Roman Daucher Innenteil und Umschlag: Roman Daucher/Roman Daucher /Tibor Simon Wienphoto
Bildrechte Reinhard Nowak: Reinhard Nowak/Lisa Maria Trauer

ISBN Print: 978-3-903090-15-6
ISBN E-Book: 978-3-903090-16-3

Friedrichstraße 191 • D-10117 Berlin
Telefon: +49 800 505 43 76-0

Goldegg Verlag GmbH, Österreich
Mommsengasse 4/2 • A-1040 Wien
Telefon: +43 1 505 43 76-0

E-Mail: office@goldegg-verlag.com
www.goldegg-verlag.com

Layout, Satz und Herstellung: Goldegg Verlag GmbH, Wien
Druck und Bindung: CPI books GmbH, Leck

Inhaltsverzeichnis

Fit mit Roman Daucher ...

Geht nicht, gibt's nicht! Fitness ist einfach!

»Alles, was Sie für ein gutes Training brauchen, kennen Sie garantiert und haben sogar immer bei sich: Ihren Körper.«

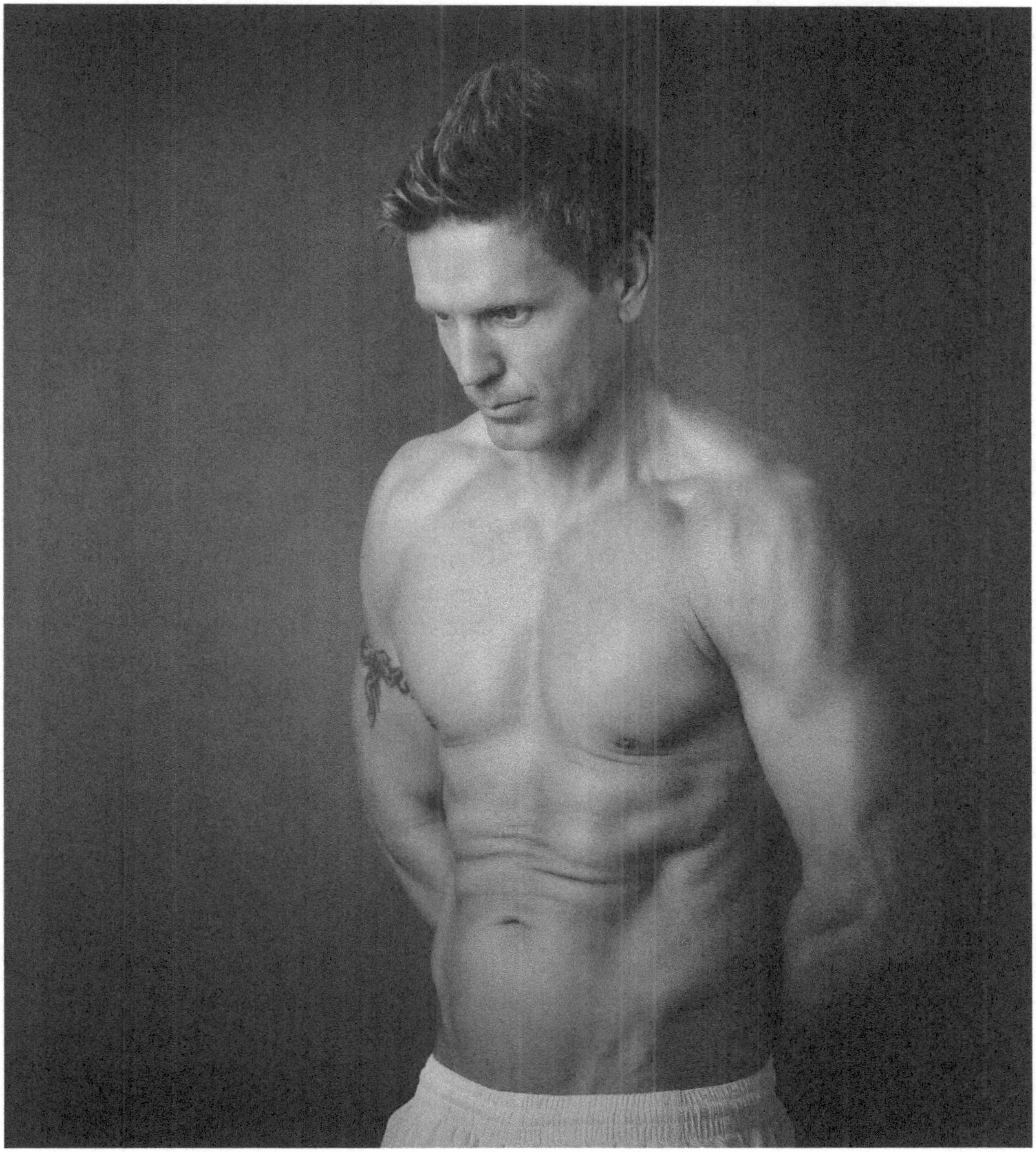

Begleitwort von Reinhard Nowak

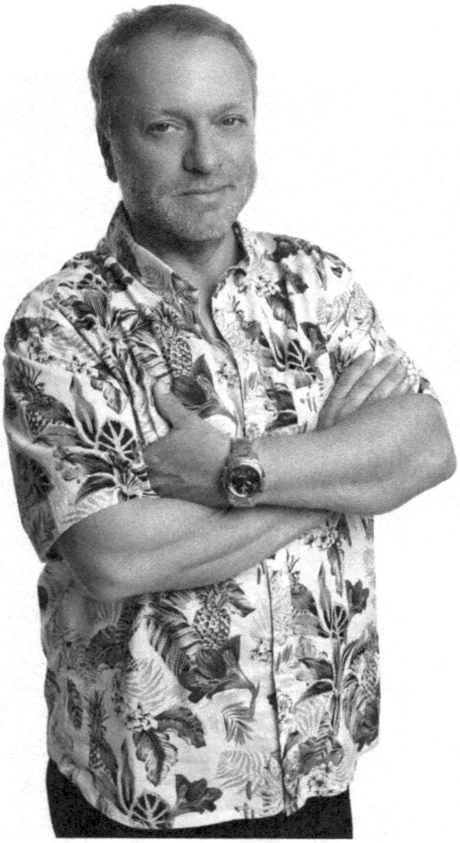

Ja, das mit der Fitness ist so eine Sache, bei der es wirklich sehr schwer ist, den Überblick zu bewahren – mit all den supertollen neuen Erfindungen.

Wir haben die Qual der Wahl zwischen Zumba, Bikram-Yoga oder doch lieber Elektromuskulärer Stimulation (EMS). Letzteres habe ich selbst ausprobiert, es hatte aber null Effekt in Bezug auf Muskelaufbau und Fettabbau. Und das, obwohl mir versprochen wurde, 20 Minuten Training pro Woche wären genauso effektiv wie drei Stunden im Fitnesscenter – ja, wer's glaubt.

Soll ich besser zehn Kilometer täglich laufen oder lieber Gewichte in der Kraftkammer stemmen? Oder wie wär's mit einem Stoffwechselanregungssuperschokoshake um 180 Euro pro Woche, mit garantierten fünf Kilo (!!!) Depotfettabbau? Allerdings darf man zusätzlich keine Kohlehydrate zu sich nehmen und muss drei Liter Wasser täglich trinken! Also, da brauch ich keinen Schokoshake mehr!

Fragen über Fragen ...! Wichtig ist auf jeden Fall, sich *irgendwie* zu bewegen, auch wenn's schwerfällt. Als ich vor vier Jahren bei »Dancing Stars« zugesagt hatte, hörte ich von Wunderdingen wie Gewichtsverlust von bis zu zehn Kilo! Ja vielleicht, wenn man ins Finale kommt und sechs Wochen lang sieben Stunden täglich trainiert. Ich bin aber leider schon in der vierten Runde ausgeschieden – also wieder nichts. Dann folgten Dreharbeiten für die Serie »Die Lottosieger«, wo ich in sechs Wochen gleich wieder fünf Kilo zugenommen habe, da ich durch die vielen Wartezeiten in den Pausen aus lauter Langeweile ständig futtern musste. In der Folge war ich so frustriert, dass ich mir dachte: Es ist eh alles egal, es bringt eh nichts! Und dann habe ich einfach alles gegessen und getrunken, was gegangen ist ... Bis ich zu Silvester 2012 in einem All-inclusive-Club in der Türkei einen Cocktail auf meiner Wampe abstellen konnte. Ich brachte stolze 97 Kilo auf die Waage.

So durfte es nicht weitergehen und mir fiel ein, dass mir ein paar Wochen zuvor ein Fitnesstrainer gesagt hatte: »Du musst etwas tun!«

Und genau das hab ich getan und mit gezieltem Kraft- und Ausdauertraining sowie bewussterer Ernährung – alles unter Anleitung des Trainers – 17 Kilo abgenommen.

Also: nicht jammern! Tut was!

Euer *Reinhard Nowak*

Geht nicht, gibt's nicht

Meine Güte, das ist ja herzallerliebst, dass Sie den Weg zu meinem Buch gefunden haben. Das freut mich besonders, zumal es ja Fitnessbücher wie Sand am Meer gibt; das große, das kleine, das mittlere ..., gibt es alles schon ... Fitnessbücher wohin wir schauen. Ich gehe also davon aus, dass irgendetwas an meinem Buch Sie besonders angesprochen hat. Was war es? Das Bild? Sehen Sie sich auch so, einmal dick und einmal fit? Oder war es der Titel? Ist »Geht nicht, gibt's nicht« Ihr Motto oder nur »Geht nicht« ...?

Übrigens, ich bitte ganz kurz um Entschuldigung, ich fahre nämlich gerade durch den McDrive: »Ja, bitte einen Grande Cappuccino und ein stilles Mineral.« So, sorry, weiter geht's! Ich habe jetzt gerade natürlich nicht meine vollständige Bestellung aufgelistet, ... ein, zwei kleine Geheimnisse muss der Mensch ja schließlich haben.

Gut. Wo war ich? Das hat mich jetzt ganz aus dem Konzept gebracht ... Wie bitte? Was ein Fitnessapostel wie ich beim Mäcki macht? Na, ganz einfach: disäquilibrieren.

Ich wollte eigentlich etwas ganz anderes erzählen, aber gut, dass Sie fragen ..., ich erkläre Ihnen kurz, was Disäquilibration und Äquilibration sind. Das passt im Übrigen eigentlich ganz gut, denn es beschreibt ein wenig das Konzept dieses Buches.

Schauen Sie: Jeder Mensch strebt nach Dingen, die er gerade nicht besitzt. Er sehnt sich nach Orten, die er momentan nicht besuchen kann. Der Bilanzbuchhalter möchte Bungee-Jumpen gehen, um etwas Würze in sein Leben zu bringen. Der Bankmanager leistet sich einen privaten Qigong-Trainer, um den Herzinfarkt hinauszuzögern. Ja, und der Roman Daucher fährt einmal in der Woche zum Mäcki und pfeift sich einen Big Mac rein. Das ist Disäquilibration!

Im Grunde lebe ich ja zu 99,9 Prozent äußerst asketisch und verfolge beharrlich ein Ziel: Gesundheit zu leben! Aber bitte glauben Sie jetzt keinesfalls, der Daucher sei ein Heiliger – das bin ich nämlich überhaupt nicht, denn meine gesundheitlichen Ambitionen waren gerade zu Beginn meiner Fitnesskarriere äußerst überschaubar.

Ich wuchs in einem kleinen idyllischen Dorf im Burgenland auf und hatte dem strikten Ernährungsdiktat meiner Großmutter Folge zu leisten. Sie können sich vorstellen, dass dabei kein Auge trocken blieb, denn dieser »Diätplan« war nicht nur mengenmäßig kaum zu schaffen, nein, auch die brutale inhaltliche Zusammenstellung der Nahrungsmittel stellte meine Figur bis aufs Äußerste auf die Probe! Bei der jährlichen routinemäßigen Schularztuntersuchung verweigerte ich einst den Gang auf die Waage, woraufhin der Schularzt zu mir sagte: »Bitte, lieber Roman, verrate mir doch dein Gewicht – es müssen auch nur die ersten drei Zahlen sein.« Diese Frechheit wollte ich mir natürlich nicht bieten lassen und verzichtete fortan todesmutig einmal in der Woche auf meine heiß geliebten Palatschinken. Bäääm! Mit dem hatte damals niemand gerechnet ... Meine Großmutter sprach zwei Wochen kein Wort mit mir!

Bewegung machte ich damals überhaupt keine. Kein Ziel, keine Vorbilder, kein Anreiz – ja nicht einmal irgendwelche Mädchen, die ich durch meinen fantastischen Körper hätte beeindrucken können, spornten meinen Ehrgeiz an. Meine Fußballkarriere startete ich mit elf Jahren – diese wurde allerdings abrupt beendet, nachdem mir mein damaliger Trainer attestierte, dass ich den Laufstil einer »Blechente« hätte. Meine Tenniskarriere war auch relativ rasch vorbei, vor allem ab dem Zeitpunkt, an dem meine Mutter bemerkte, dass mein Gegner die frisch gestrichene Hinterhofwand war. Schade eigentlich, denn das durch den dreckigen Tennisball hervorgerufene, gepunktete Siebzigerjahre-Tapetenmuster war kurz vor seiner Fertigstellung und topmodern.

Mein Vater schenkte mir daraufhin ein Pony, das ich acht Jahre lang nur fütterte, denn fürs Reiten war ich damals zu feig. Ja, und gelaufen wurde eigentlich nur dann, wenn der Nachbarsjunge wieder mal hinter mir her war, um mich zu verdreschen.

Was also meine sportlichen Ambitionen betraf, war ich, wenn Sie so wollen, in einer Art Findungsphase ..., aber ich habe sie einfach nicht gefunden!

Bitte nicht falsch verstehen, liebe Leserinnen und Leser, trotzdem – oder gerade deshalb – war ich ein (kugel)rundum zufriedenes Kind.

Was ich damals allerdings noch nicht wusste: In der zweiten pubertären Phase (bei Jungen zwischen dem zwölften und 16. Lebensjahr) bilden sich sämtliche körperlich-konstitutionellen Grundlagen (Fettanteil, Gewicht, Sport- und Muskelaufbau) für das weitere Erwachsenendasein aus. Einfach übersetzt heißt das: Wenn Sie in dieser Zeit Leistungsschwimmer waren, werden Sie immer eine hervorragend ausgebildete Schulter-, Rücken- und Brustmuskulatur besitzen; sollten Sie in dieser Zeit einen Ausdauersport betrieben haben, werden Sie wahrscheinlich eine ziemlich gut ausgebildete Beinmuskulatur vorweisen können und relativ wenig Probleme mit Ihrem Stoffwechsel haben. Sollten Sie in dieser Zeit, so wie ich, nur genascht und sich nicht bewegt haben, ja dann werden Sie leider in Ihrem Erwachsenenleben ebenso mit Figurproblemen kämpfen.

Klingt ganz einfach – ist es auch!

Und dann hatte ich es, mein Schlüsselerlebnis, das mich zu Sport, Fitness und Gesundheit brachte: der Film »Rocky IV« mit Sylvester Stallone. Ja, so einfach gestrickt bin ich! Ich war unglaublich beeindruckt von der körperlichen Struktur des Hauptdarstellers, von der Muskulatur, seinem Einsatzwillen und vor allem von seinem Sixpack. Ich wusste sofort: »Wenn ich einmal groß bin, will ich genauso aussehen.« Was ich damals leider noch nicht wusste, war, dass in meinem Körper offenbar zwei Personen wohnen. Ein *Roman Daucher*, der gerne trainiert, der leidensfähig ist, der sich aufopferungsvoll seinem großen Ziel, nämlich einen durchtrainierten Körper zu bekommen, hingibt, ... und jene faule Socke, die so gerne gar nichts tut: Nennen wir sie *Ramon Raucher*.

Dieser Raucher – er ist übrigens am Titelbild zu sehen ..., ein begnadeter »Nichtsnutz«, ständig auf der Suche nach Ausreden – bremste mich jahrelang aus. Er ist an und für sich kein schlechter Kerl, er versucht nur mit allen Mitteln, sich vor dem Training, vor einer gesunden Lebensweise und vor allem vor der persönlichen Verantwortung seinem Körper gegenüber zu drücken. Wie gesagt, das macht er nicht aus Böswilligkeit, sondern, weil er die gesundheitlichen Zusammenhänge nicht versteht. Zwei bis drei Bier am Tag machen nichts, ebenso täglich Wurstprodukte – man isst ja schließlich eh zum Ausgleich täglich auch einen Apfel (»an apple a day keeps the doctor away«).

Was ist also gesund und was ist ungesund? Worauf kommt es an, wenn man einen guten, durchtrainierten Körper haben möchte, und welche Fitnesstrends sind empfehlenswert? Und was nützt Ihnen dabei eigentlich das vorliegende Buch? Sie finden auf den folgenden Seiten eine Doppelconférence zwischen dem eigenen Ich, dem aktiven, gesundheitsorientierten Menschen, und dem inneren Schweinehund. Die offene und ehrliche Auseinandersetzung mit dem »Warum sind manche Dinge nicht möglich?« ist ebenso Inhalt dieses Buches wie die realistische Zielsetzung und die Beantwortung der Frage: Welche Trends (in Bewegung und Ernährung) sind sinnvoll und welche nicht? Und natürlich gibt es auch für Ihren »persönlichen inneren Schweinehund« (Übrigens: Geben Sie ihm ruhig einen Namen, so wie ich meinen »Ramon Raucher« getauft habe) einen *30-Tage-Trainings- und Ernährungsplan*, der mit Sicherheit auch *Sie* fit machen wird! Denken Sie daran: Geht nicht, gibt's nicht!

Also: Lehnen Sie sich zurück, nehmen Sie einen Schluck von Ihrem stillen Mineralwasser und lassen Sie sich von uns beiden – dem *sportlichen Daucher* und dem *faulen Raucher* – inspirieren!

1

Raucher vs. Daucher: Es ist alles gar nicht so kompliziert!

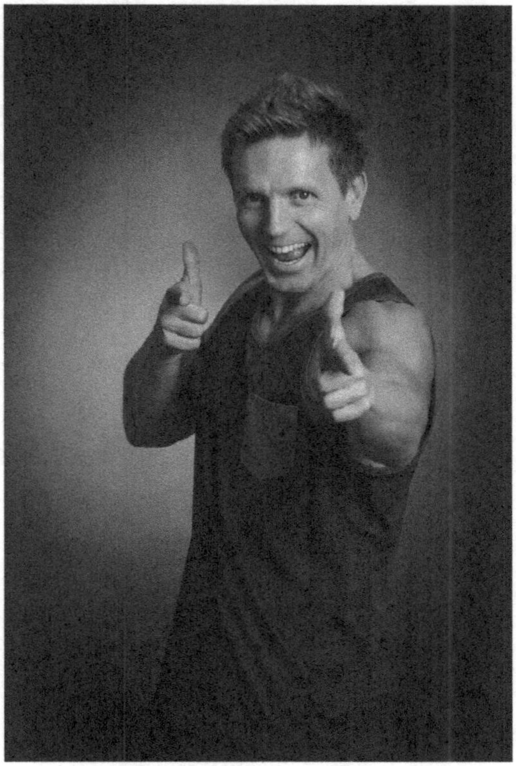

Daucher: Herr Raucher? Hallo … Herr Raucher? Ich kann Sie sehen – bitte kommen Sie doch ganz kurz hervor, ich würde gerne mit Ihnen sprechen …

Raucher: In Ordnung, aber bitte wirklich nur ganz kurz, ich habe nämlich nicht allzu lange Zeit – ich muss gleich wieder irgendwo anders hin. Also irgendwohin, wo Sie gerade nicht sind …, nichts für ungut, Herr Daucher.

Daucher: Na hallo! Das ist leider unmöglich – was sollen denn die Leser dieses Buches nur denken? Dass Sie mich etwa nicht mögen? Eine Unverschämtheit! Dabei wollte ich Sie fragen, ob Sie heute mit mir gerne Fitness machen möchten?

Raucher: Ich kann leider nicht, mein Einhorn ist krank geworden …

Daucher: Wollen Sie mich verarschen?!?

Raucher: Wer hat denn damit angefangen …? Im Übrigen bin ich für die meisten Übungen sowieso ungeeignet, mir fehlt nämlich der Gleichgewichtssinn. Als ich klein war, hat mir mein kleiner Cousin eine rohe Nudel ins Ohr gesteckt, und seit diesem Zeitpunkt tue ich mir extrem schwer bei jeglicher körperlicher Aktivität.

Daucher: Ich glaube, mittlerweile kenne ich alle Ausreden, warum die Menschen keinen Sport betreiben »können« – aber Ihre sind echt gut … Trotzdem, lieber Herr Raucher, ich möchte Ihnen ja nicht zu nahe treten, aber Sie hätten Sport und gesunde Ernährung wirklich bitter nötig.

Raucher: Also bitte! Das schlägt doch dem Fass den Korken ins Gesäß! Das ist eine bodenlose Frechheit! Meine Meinung hierzu: Von einem hübschen Mann kann man nie genug haben!

Daucher: Jetzt beruhigen Sie sich doch bitte wieder ..., kommen Sie! Trinken Sie mit mir gemeinsam eine Tasse Kaffee.

Raucher: Hm. Haben Sie wenigstens Milch dazu?

Daucher: Ich habe nur fettarme!

Raucher: Ja, das sieht nicht hübsch aus ..., aber haben Sie nun Milch?

Daucher: Bitte um ein wenig mehr Seriosität, schließlich wollen wir unseren Leserinnen und Lesern ja auch etwas Inhaltliches bieten. Und daher sind Sie, Herr Raucher, ein wichtiger Bestandteil dieses Buches. Mein »Alter Ego«, wenn Sie so wollen, das grundsätzlich jede Form gesunden Lebens infrage stellt. Das seinerseits zuerst die Dinge als *unmöglich* betrachtet und darüber hinaus – hoffentlich – qualifizierte Fragen zu den wesentlichen Themen Gesundheit, Bewegung, Ernährung, Stress und Schlaf stellt. Ich versuche diese dann zu beantworten, und am Ende dieses Buches werden Sie und die Leser so motiviert sein, dass Bewegung und Gesundheit als etwas Unverzichtbares erachtet wird.

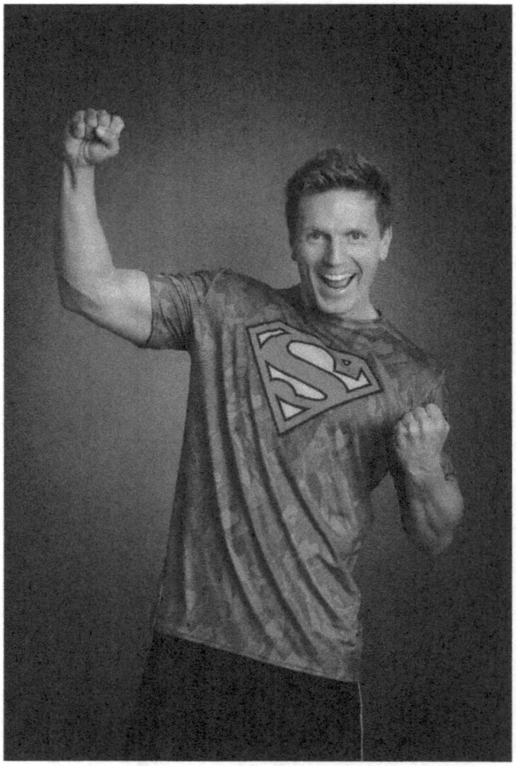

Raucher: Jetzt habe ich es also tatsächlich in dieses Buch geschafft, obwohl ich das eigentlich gar nicht wollte. Wissen Sie, ich persönlich bin ja der Meinung, dass ich topfit bin und absolut kein Bedarf besteht, mich an sportlichen Aktivitäten, wie sie von mir verlangt werden – speziell von diesem furchtbaren Herrn Daucher –, zu beteiligen. Ich fühle mich eigentlich pudelwohl in meiner Haut und muss Ihnen ganz ehrlich sagen: Ich werde den Teufel tun und meine Komfortzone verlassen. Ja, ... ich bin vielleicht ein wenig übergewichtig und ja, ... meine Blutwerte und Vitalparameter sind möglicherweise nicht so, wie sie sein sollten ... Aber noch einmal: Ich persönlich sehe überhaupt keinen Grund, mich derart schikanieren zu lassen. Ich meine, was soll das eigentlich?!

Daucher: Ruhig Blut, Herr Raucher. Bitte beruhigen Sie sich doch. Es ist alles nicht so schlimm, wie Sie das darstellen. Niemand möchte Sie aus Ihrer Komfortzone holen.

Raucher: Nun gut, ... wenn ich schon mitarbeiten soll, dann habe ich gleich ein paar kritische Fragen und Anmerkungen!

Erstens: Wenn ich Sie so ansehe, mit dem Sixpack und wie fit Sie sind ... Das erinnert mich an einen Film, in dem Mark Wahlberg immer ohne Hemd herumläuft. Und wie der Gegenspieler im Film zu Wahlberg möchte ich Ihnen auch nur zurufen: »Können Sie BITTE ein Hemd anziehen!« Das schadet ja meinem Selbstbewusstsein.

Daucher: Also ein kleines Sixpack können Sie sich auch antrainieren. Duzen wir uns einfach, dann fällt es dir bestimmt leichter, meinen Trainingsübungen zu folgen.

Raucher: Na gut. So unter Freunden tut man sich leichter ... Aber, Roman, es ist ein Wahnsinn! Ich komme einfach nicht mehr mit, bei diesem Überangebot. Die Leute trainieren neuerdings mit der Flexi-Bar, ... was ist das überhaupt, bitteschön? ..., turnen auf dem Pezziball, schwitzen beim Indoor-Cycling oder klettern auf den BOSU: Fitness wird immer moderner – aber irgendwie auch immer komplizierter. Ich weiß absolut nichts über diese Trends. Bitte, um fit zu werden, muss ich das doch nicht alles kennen, oder etwa doch?

Daucher: Nein, an sich *muss* niemand das alles kennen – schaden tut's trotzdem nicht, vielleicht ist ja ein Training dabei, das dir gefällt. Aber im Grunde: Alles, was du für ein gutes Training benötigst, kennst du bereits und hast sogar immer bei dir: deinen Körper. Im Prinzip lassen sich nämlich alle modernen Fitnesstrends auf drei wesentliche Minimalfaktoren reduzieren: Ausdauer, Kraft und Koordination – und all das gibt's unglaublich teuer in Fitnessstudios oder unglaublich gratis zu Hause und mit einfachen Mitteln. Mit wenig Aufwand und noch weniger Hightech zu maximalen Erfolgen – das ist mein persönliches Motto!

Alles, was Sie für ein gutes Training brauchen, kennen Sie garantiert und haben sogar immer bei sich: Ihren Körper!

Raucher: Da bin ich ja beruhigt! Aber neue Fitnessgeräte und -philosophien schießen derzeit wie Pilze aus dem Boden. Ist also ein effektives Ganzkörpertraining überhaupt noch ohne Geräte und in den eigenen vier Wänden denkbar?

Daucher: Ja, sogar völlig problemlos! In Wahrheit bedarf es nur einer einzigen wesentlichen Sache: einer vernünftigen Strategie, wie du den inneren Schweinehund überwindest. Einen Effektivitätsunterschied zwischen Training mit Minimalhilfsmitteln wie Flaschen oder Handtüchern beziehungsweise nur mit dem eigenen Körpergewicht und Training im Fitnessstudio gibt es nämlich kaum. Außer, dass du vielleicht nicht über deine individuelle Grenze trainierst, was häufig im gruppendynamischen Training passiert – und das ist durchwegs positiv zu sehen!

Raucher: Gibt es vielleicht sogar Vorteile, wenn ich mich auf ein simples Heimtraining, ganz ohne Geräte oder andere Hilfen, beschränke?

Daucher: Das Training mit dem eigenen Körpergewicht hat sogar zwei entscheidende Vorteile: Zum einen kann es zu keiner muskulären Überforderung (speziell bei Anfängern) kommen. Zum anderen wird der Körper als Gesamtsystem trainiert und nicht, wie bei den Übungen mit Fitnessgeräten, nur einige wenige Muskeln isoliert.

Raucher: Das klingt ja eigentlich verlockend. Aber was kann ich denn falsch machen, wenn ich zu Hause allein trainiere?

Daucher: Der häufigste Fehler ist, dass die meisten gar nicht erst damit beginnen. Aber es gibt noch einen weiteren: Wer sich einmal zum Heimtraining aufgerafft hat, führt die Übungen häufig falsch durch. Das ist nicht nur demotivierend, sondern schadet auch der Gesundheit. Hier hilft es oftmals, eine oder zwei Einheiten bei einem Personal Coach zu nehmen, der einem alles in kleinen Schritten erklärt.

Raucher: Da melde ich mich dann einfach bei dir. Ich lese immer wieder, dass man sein Training in den Alltag integrieren kann und sich quasi durch Putzen und Staubsaugen fit hält. Genügt das? Das wäre ja sehr praktisch.

Daucher: Vorsicht! Dabei darfst du nicht Äpfel mit Birnen vermischen. Alltagsbelastungen wie etwa Gartenarbeit, bügeln, putzen oder staubsaugen zählen zum »kalorischen Gesamtumsatz« und sind eher als »körperliche Aktivität« zu sehen und nicht als zielgerichtetes, sportliches Training. Laut WHO (Weltgesundheitsorganisation) hilft uns zwar »moderate körperliche Aktivität«, also Alltagsbelastungen, bei der Erhaltung der Gesundheit. Aber eine lebensverlängernde Wirkung hat nur ein (moderates) sportliches Training im Bereich einer Verbrennung von circa 1.500 kcal/Woche durch Sport.

Raucher: Ist es beim Training mit dem eigenen Körpergewicht und Minimalhilfsmitteln auch möglich, die Trainingsintensität zu steigern, oder bleibe ich sowieso immer auf demselben Niveau? Dann brauche ich ja gar nicht erst anzufangen.

Daucher: Du bist ein Widerspruchsgeist! Das Kraftpotenzial eines Menschen erhöht sich vor allem beim sogenannten »isometrischen« Training, das etwa mit einem Handtuch gemacht werden kann. Isometrisches Training bedeutet: nicht bewegend, der Muskel strengt sich also an, obwohl er sich nicht bewegt.

Raucher: Was? Ich beweg mich gar nicht dabei? Das klingt nett.

Daucher: Unabhängig davon steigerst du – egal, was du in sportlichem Sinne machst – auf jeden Fall deinen Trainingszustand sowie das körperliche und damit das seelische Wohlbefinden.

Raucher: Ja, aber meine Knie tun manchmal weh. Und was können Menschen mit Beschwerden, beispielsweise Rückenschmerzen oder Knieproblemen, daheim und ohne spezielle Rehageräte für ihre Gesundheit tun?

Daucher: Die von dir genannten Personen haben in ihren eigenen vier Wänden die nötige Ruhe und Gelassenheit, um ihre Problemzonen ohne »Stress« abarbeiten zu können. Sofern eine gute Anleitung zu den jeweiligen Übungen, am besten durch einen Profi, erfolgt ist, gibt es keinen besseren Ort, um zu trainieren.

Raucher: Du, Roman, eine wichtige Frage: ich kann mich NIE motivieren, warum ist das so? Und hast duda einige Tipps?

Daucher: Das höre ich oft. Sich zu motivieren, ist natürlich das Wichtigste. Die Attraktivität eines Sports liegt in der Freiwilligkeit, mit der er durchgeführt wird. Durch Anordnungen und äußere Zwänge lassen sich im Sport kaum motivierte Zustände erreichen. Apropos: Wann warst du denn das letzte Mal bei einer Vorsorgeuntersuchung? Es gibt verschiedene Überzeugungs- und Motivierungstechniken, die es dir gestatten, freiwillig so und nicht anders zu handeln, auch wenn der Anreiz von außen kommt. Um einen Menschen zur sportlichen Tätigkeit – gleich welcher Art – zu motivieren, muss er über seine bereits vorhandenen Motive und seine Bedürfnisse Bescheid wissen.

Raucher: Da muss ich mal in mich gehen. Aber, Roman, Sport wird fast täglich neu definiert. Welche Trends gibt es denn nun heute?

Daucher: Elektromuskuläres Stimulationstraining (EMS) zum Beispiel. Da steckt man in einem Anzug und macht Übungen mit elektronischen Impulsen. Wie kleine Elektroschocks. 20 Minuten lang. Ich hab das ausprobiert – ein Horror. Bei Stufe zwei dachte ich, das ist Kindergeburtstag. Also habe ich gleich auf Stufe acht aufgedreht, und da hat es mich derart zusammengezwickt, dass ich ..., na ja ... Kryotherapie ist aus meiner Sicht da schon sinnvoller.

Raucher: Was ist das nun wieder?

Daucher: Der Körper wird heruntergekühlt auf minus 160 Grad. Das aktiviert Abwehrreaktionen, lebenserhaltende Faktoren, die Ausschüttung von Adrenalin, erhöhten Kalorienumsatz – dadurch nimmt man ab. Und die Fettzellen werden weggeeist. Das ist wirklich ein Trend. Das kannst du ausprobieren, in einem Beauty-Spa oder mittlerweile bereits beim Allgemeinmediziner. Es schaut aus wie eine Sonnendusche im Stehen. Du gehst hinein – hast nur Badeschuhe und Unterwäsche an, die Hände bleiben draußen, sonst frieren sie dir ab –, und dann wird über Stickstoff die Umgebung heruntergekühlt. Drei Minuten lang extreme Kälte. Die Kälte bewirkt wahre Wunder. Forscher der Universität Genf fanden heraus, dass Mäuse, die über einen Zeitraum von zehn Tagen einer konstanten niedrigen Temperatur ausgesetzt wurden, vermehrt »braunes Fett« produzierten. Und eben dieses braune Fett ist essenziell bei der Fett- und Gewichtsreduktion! Diese Behandlung kostet um die 30 Euro. Wenn du das regelmäßig über ein oder zwei Monate machst, kommt es zum Nachbrenneffekt, den du sonst nur bei ganz hartem Ausdauertraining hast. Das beugt dem Muskelkater vor.

Raucher: Welche Zustände bekommt man dabei? Spürt man die Kälte überhaupt?

Daucher: Schon, die kommt über den Fuß wie Ameisen. Zuerst spürst du es bei den Waden. Wie kleine Nadelstiche. Und dann klettert sie hinauf. Mehr als drei Minuten solltest du dich dem nicht aussetzen. Die Kälte klettert dann weiter hinauf. Und wenn sie bei den Knien spürbar ist, musst du sofort raus, alles darüber ist heikel.

Raucher: Den Effekt kann ich nicht mit einer kalten Dusche erzielen?

Daucher: Den regenerativen schon. Aber nicht den erhöhten kalorischen Verbrauch.

Raucher: Welche Trends gibt es sonst noch? Wohin führt dein Weg?

Daucher: Mir persönlich gefällt Infrarot-Cycling sehr. Das Infrarotlicht erwärmt das Unterhautgewebe. Gleichzeitig wird über das Training (Fahrradfahren im liegenden Zustand) der Fettstoffwechsel aktiviert. Diese Verbindung verlangt der Muskelmasse enorm viel Energie ab, die von dem gespeicherten Fett entnommen wird.

Aber grundsätzlich ist meine persönliche Richtung: Je einfacher, desto besser. Das Rad kann man nicht neu erfinden. Es wird immer skurriler. Die besten Trends hat es schon vor hundert Jahren gegeben. Pilates zum Beispiel. Und hochintensives Zirkeltraining, das jetzt wieder modern ist, kannten die Menschen schon vor hundert Jahren.

Grundsätzlich ist meine persönliche Richtung: Je einfacher, desto besser!

Du kannst Seilklettern, LKW-Reifen umlegen oder mit den Kettlebells trainieren, diesen ursprünglichen Hanteln, die schon der

Turnvater Jahn aus Eisen gegossen hat. Spartanismus ist der Überbegriff.

Übrigens: wenn du zu faul sein solltest: Du kannst Muskeln sogar airbrushen. Schauspieler legen sich mit einem Gitter auf dem Bauch ins Solarium, und fertig ist das Sixpack. Im Grunde genommen ist das »mogeln auf höchstem Niveau« – praktisch wie airbrushen beim Auto ..., nur, dass dieses »Bräunungs-Airbrush« ein Sixpack darstellt. Maximaler Erfolg mit minimalem Aufwand sozusagen.

Raucher: Aber hallo! ICH? Zu faul? – Eine Frechheit! Egal. High-Intensity-Training in allen Bereichen, was meinst du damit?

Daucher: Nicht nur die Kraft, auch die Ausdauer wird trainiert. Durch Sprints zum Beispiel oder Burpees, das sind Hock-Streck-Sprünge mit Liegestützen.

Raucher: Dein Motto ist also: Zurück zu den Wurzeln. Welche Übungen kann ich da machen? Kniebeugen, Liegestütze?

Daucher: Genau, dazu brauchst du eigentlich kein Fitnessstudio. Und: Laufen, Radfahren oder Walken kannst du überall. Es gibt nicht mehr als fünf Grundübungen für die großen Muskelgruppen, Oberschenkelmuskel, Brust- und Schultermuskulatur und hinterer Oberarm. Wenn du die im Zirkel machst, hast du innerhalb von 15 bis 20 Minuten die wichtigsten Muskelgruppen gekräftigt. Du solltest immer bei der größten am Oberschenkel beginnen: Ausfallschritt nach vorne und dabei aufpassen, dass das Knie stets hinter der Zehenspitze ist. Eventuell machst du dazu eine Drehbewegung mit dem Oberkörper, gegengleich, um auch den Gesäßmuskel mitzubelasten.

Raucher: Das war Übung Nummer eins. Wie geht's weiter?

Daucher: Ich greife jetzt aber schon dem 30-Tage-Notfallplan vor ..., aber egal: danach Liegestütze. Für Damen oder nicht gut trainierte Herren mit den Knien auf dem Boden. Wichtig ist, dass Oberkörper und Oberschenkel eine Linie bilden, damit die Wirbelsäule gerade ist. Wenn das funktioniert, brauchst du die Knie nicht mehr zum Abstützen und gehst bis zu den Zehenspitzen in die Brettposition. Du solltest die Muskelgruppen so variieren, dass das Blut durch den ganzen Körper gepumpt wird. Und zu Beginn nie zwei Übungen für dieselbe Muskelgruppe hintereinander machen. Das wäre zu belastend. Deshalb nimmst du als Nächstes die Bauchmuskulatur in Angriff. Du sitzt auf dem Boden und bildest ein V, also Oberkörper und Beine sind in der Luft, dann ziehst du im Wechsel ein Knie heran und streckst das Bein wieder. Ein bisschen wie beim Radfahren. Für Übung Nummer vier bleibst du gleich sitzen. Pushups in einer verkehrten Bankstellung für die Trizeps- und die Schultermuskulatur. Du stützt dich mit den Händen hinter dem Körper auf und drückst dich in die Höhe. Und als letzte Übung in der Bauchlage die sogenannten Hyperextensions für den Rücken. Du spreizt die Beine, hast die Ellbogen seitlich oder hinter dem Kopf, hebst aber nur den Oberkörper.

Wenn du diese fünf Übungen erst einmal routiniert absolvierst, bist du motiviert und willst mehr. Das wäre einmal ein reduziertes Anfängerprogramm – dauert fünf Minuten, kostet nichts und ist eine Art »Kick off«.

> **Raucher:** Super! Trainingsprogramm fertig, ... gehen wir nach Hause! Spaß beiseite: Was sagst du zu Wassergymnastik?

Daucher: Super! Das ist eine der besten Trainingsmethoden, die es im Moment gibt. Der Körper verbrennt mehr Kalorien (kcal) als bei jedem anderen Kardiotraining in einem Fitnessstudio. Das Wasser wird nämlich irgendwann einmal kalt, und der Körper muss mehr Energie aufwenden, um dieses Ungleichgewicht auszugleichen. Außerdem wirkt es aufgrund des sogenannten hydrodynamischen Drucks vorbeugend gegen Cellulite. Und das Beste: Es schont Knie und Hüftgelenke. Der Trend ist allerdings schon fast wieder vorbei. Schade.

> **Raucher:** Welche Trainingsprogramme gibt es stattdessen?

Daucher: Beim Ausdauertraining das Pose-Running. Da geht es um eine bestimmte Lauftechnik. Einfach gesprochen: Sie besteht aus Zug, Fallen und Aufsetzen unter dem Schwerpunkt. Allein den Fuß beim Zug richtig ans Gesäß zu bringen, ist gar nicht so leicht zu lernen. Es ist eine alte Lauftechnik, erforscht in den 1970ern von einem Herrn namens Romanov. Der hat gesagt: Laufen ist keine Leistung der Ausdauer, weil man die durchschnittliche maximale Sauerstoffaufnahme nur zu fünf Prozent steigern kann. Alles andere ist genetisch vorgegeben. Laufen ist auch keine Leistung der Kraft, sondern der Koordination. Und er hat das genau beschrieben. Zum Beispiel: Elf Grad Vorlage, Zug, und man setzt direkt unter dem Schwerpunkt auf. Das hat die Lauf-Community jetzt vor eineinhalb, zwei Jahren wieder aufgenommen. Die Quintessenz lautet: Laufen ist kontrolliertes Fallen. Usain Bolt läuft mit dieser Methode, Haile Gebrselassie auch. Sie ist also für professionelle Kurz- und Langstrecken geeignet. Für einen Otto-Normal-Läufer ist die Technik schwer zu lernen. Auch die Gentle-Running-Methode von Wim Luijpers halte ich für sehr gut, bei der man Schlurfbewegungen macht.

> **Raucher:** Wie haben sich die Menschen und ihre Ansprüche verändert?

Daucher: Vor 20 Jahren wollte kaum jemand einen Marathon laufen, heute rennt jeder Zweite mit. Die Teilnehmerzahlen in Wien und Berlin zum Beispiel schießen in die Höhe. Es gibt den Business-Run, den Night-Run, den Tiergarten-Run, den Zombie-Run, den Spartaner-Run ... Die Leute wollen laufen, ihre Leistung zeigen und sich mit anderen messen. Das war früher nicht so.

> **Raucher:** Trotzdem knurrt mein innerer Schweinehund so wie bei vielen Men-

schen sehr ungehalten. Wie kann ich ihn überlisten?

Daucher: Ich sag immer: Schweine sind klug, Hunde sind treu, und die Mischung aus beiden ergibt den Unsympathler, den wir alle kennen. Ich habe ein paar Tipps, die du beherzigen kannst. Erstens: Trainingsgruppen bilden. Dann ist es schwieriger, abzusagen. Du fühlst dich verpflichtet, weil andere Leute sich auf dich verlassen. Zweitens: Das Trainingsgewand immer mit in die Arbeit nehmen. Dann hast du keine Ausrede, dass die Energie zwischen Arbeit und Sport verloren geht. Drittens: Oft wirkt es Wunder, wenn du dir ein neues Trainingsgewand kaufst und dich, nennen wir es ruhig »dekorierst«. Ich kauf mir alle 300 bis 400 Kilometer neue Laufschuhe und freue mich schon immer darauf. Ich merke es auch bei mir im Fitnessstudio: Es ist immer eine Motivation für Damen, das neue Trainingsgewand zu präsentieren.

Raucher: Aber laufen ist mir zu fad! Ich brauch eine Sportart, bei der ich nachdenken muss oder vergessen, dass ich mich anstrenge.

Daucher: Vielleicht BAX? Das ist übrigens eine Mischung aus Pilates, Qigong, Yoga und einem HIIT-Training. Der kommende Megatrend in Deutschland, mittlerweile auch schon in Österreich. Das ist ein zusammengeschnitztes Training, das kein Auge trocken lässt. Intensiv und fordernd. Irrsinnig hoher Kalorienverbrauch, gute Kräftigung, für die Problemzonen geeignet, in der Gruppe wird hier unter geleiteten Bedingungen richtig ausgepowert. Kann ich sehr empfehlen. Auch Deepwork ist so ein vorchoreografierter Trend, der aber wenig Platz für Spielraum und Individualität lässt. Man besucht oft monatelang immer dieselbe Stunde. Muss man mögen. Viele finden das super, weil sie ihr Hirn ausschalten können. Für mich wäre das der Horror. Ich brauche jede Stunde andere Impulse.

Raucher: Und woher weiß ich, was für mich das Beste ist?

Daucher: In den meisten Fällen ist es so, dass sich der Gusto und auch muskuläre Parameter in der zweiten pubertären Phase ausbilden. Also zwischen zwölf und vierzehn bei Mädchen und zwischen dreizehn und 15 bei Burschen. Alles, was Menschen in dieser Zeit gemacht haben, tun sie auch später gern, und entsprechend ist die Muskulatur ausgebildet. Wir haben tatsächlich bis zum Lebensende einen Memory-Effekt im Körper. Bei mir war es das Reiten. Ich werde immer massive Oberschenkel und einen Latissimus, also einen Rückenmuskel, wie Superman haben.

Raucher: Ja, ja, du Superman. Ich habe eben dafür einen süßen kleinen Waschbärbauch.

Welchen Sport betreibst du denn eigentlich persönlich?

Daucher: Im Zuge meiner Ausbildung hab ich mir geschworen: jeden Tag 60 Minuten Ausdauertraining. Seitdem zieh ich das durch. Ob das Laufen ist oder am Crosstrainer bei mir in meinem Studio. Und zwei- bis dreimal in der Woche eine abgewandelte Form von »Freeletics« – Übungen, die man nur mit dem eigenen Körpergewicht durchführt. Das war's, das reicht mir. Krafttraining würde ich gern öfter machen, aber ich komm leider nicht dazu. Für mich ist allerdings das Ausdauertraining der Schlüssel zum Erfolg.

Raucher: Aber es gibt doch auch Tage, an denen gar nichts geht ... auch bei dir, oder?

Daucher: Es gibt sogar eine Zeit am Tag, in der der Körper einfach nicht zum Trainieren bereit ist. Das ist mittags zwischen zwölf und zwei. Da ist unser sogenannter orthostatischer Index, der Schlaf-Wach-Phasen beeinflusst, auf labil eingestellt. Das heißt, hier ist man *immer* müde – egal ob man möchte oder nicht ... Das ist ein genetischer Faktor. Das ist auch zwischen ein und drei Uhr in der Früh so.

Raucher: Soll ich also eher morgens oder abends trainieren?

Daucher: Ist Fettverbrennung die Motivation, also Abnehmen, dann ist ein Training morgens eher ratsam als abends. Wenn du nach einer Tasse schwarzen Kaffees läufst, hast du eine um bis zu 25 Prozent erhöhte Fettverbrennung. Das erreichst du abends nicht, wenn der Körper schon mit Kohlehydraten vollgestopft ist, ebenso mit Cortisol, dem Stresshormon, das die Fettverbrennung blockiert. Viele Leute können sich vormittags nicht aufraffen. Aber alles, was nach zwanzig Uhr passiert, ist nicht mehr gut. Da bringt man das System nur in Wallung.

Raucher: Und sollte ich mich morgens tatsächlich aufraffen können, wenn ich nur mit schwarzem Kaffee im Bauch loslaufe, fall ich bestimmt nach zwei Metern um. Aber was ist überhaupt das Wichtigste beim Training?

Daucher: Der Schlaf. Kein Witz. Du musst, wenn du einen Trainingsreiz haben möchtest, in die Tiefschlafphase kommen. Und die ist bei uns zwischen 23:30 und 1:00 Uhr. Da solltest du schlafen.

Raucher: Schlafen ist doch pure Zeitverschwendung. Ich geh nie vor Mitternacht ins Bett. Ist das wirklich entscheidend für ein gutes Training, dass man vor Mitternacht schläft?

Daucher: Probiere es doch mal aus. Manche sagen, das mache keinen Unterschied. Ich behaupte aber: Der vormitternächtliche Schlaf ist der gesündeste. Wobei viele Faktoren mitspielen. Wie bereitest du dich denn auf den Schlaf vor? Lärm, Licht, zu intensive Kardioaktivität, Alkohol, Medikamente beeinflussen den Schlaf nämlich negativ. Melatonin und Serotonin werden gehemmt. Und die Hormone sind wichtig, um in die Tiefschlafphase hineinzukommen. Das heißt, man darf auch nicht mehr als 15 Minuten Einschlaflatenz haben, das ist die Zeit, bis du eingeschlafen bist. Ziemlich kompliziert. Fakt ist: Nur in der Tiefschlafphase schütten wir die Zytokine aus, die

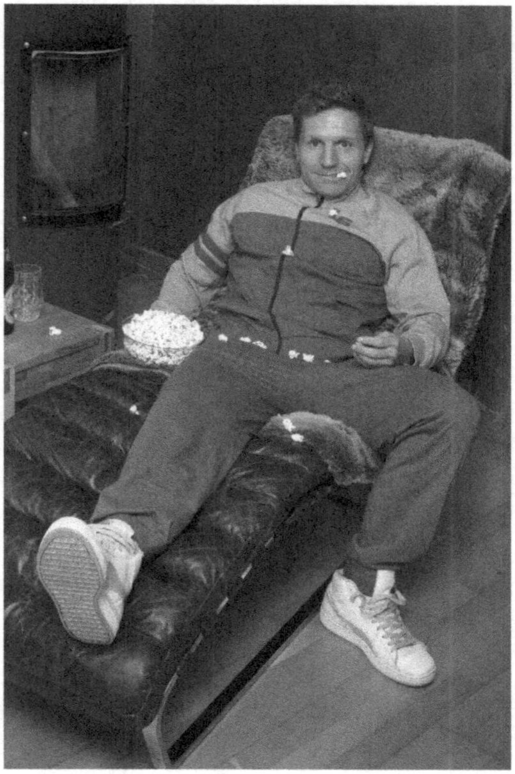

zellregenerierend sind, das IGF-1-Wachstumshormon, das einen stärker, schneller, schöner, besser macht. Und deswegen ist der Schlaf so bedeutend. Für mich ist deshalb Schlaf genauso wichtig wie das Training selbst.

So, Ramon Raucher! Du löcherst mich da mit Fragen und wir vergessen dabei, warum wir uns eigentlich getroffen haben ...

Raucher: Aber, Roman, mach doch bitte nicht so einen Druck! Der einzige Grund, warum ich mich mit dir treffe, ist meine Frau!

Daucher: Oje. Das ist ein ganz schlechter Grund, mit dem Training zu beginnen. Druck von außen, meine ich. Studien belegen, dass die Drop-out-Rate bei sportlicher Aktivität dann am höchsten ist, wenn sie fremdverordnet war!

Raucher: Apropos Studie: Eine aktuelle Studie besagt, dass Frauen, die übergewichtig sind, länger leben als Männer, die das erwähnen? Wusstest du das?

Daucher: Also gut, ich sehe schon, das Training mit dir wird zäh. Nichts als Ablenkungen. Gehen wir's trotzdem an! Hier meine ersten Tipps, wie du loslegen solltest:

Schritt 1: Ein Fitnessstudio ist nicht unbedingt notwendig – raus ins Freie und die Sonne genießen! Die dunklen Wintermonate machen viele von uns müde, träge und lustlos. Licht kann wahre Wunder bewirken! Bereits wenige Sonnenstrahlen haben eine positive Wirkung auf unseren Körper. Das Sonnenlicht ist wichtig für die Bildung von Vitamin D, es regt Atmung, Durchblutung und Stoffwechsel an. Außerdem steigert es die Abwehrkräfte und sorgt für die Bildung von Glückshormonen! Noch Fragen? Also – ob im Liegestuhl, auf der Parkbank oder in Bewegung –, du solltest täglich mindestens 30 Minuten Tageslicht im Freien genießen.

Schritt 2: Selbstanalyse! Finde heraus, mit welcher Sportart du wirklich Freude hast! Viele Leute beschließen aus irgendeinem Anlass heraus, nun endlich mit Sport zu beginnen. Ab dem Zeitpunkt stoßen sie überall auf Angebote zu verschiedensten Wundergeräten und neue Trainingsmethoden. Es ist nicht leicht, der Versuchung von neuen Fitnesstrends zu widerstehen, die in der Werbung täglich angepriesen werden. In dieser Phase ist man ja hoch motiviert und will so schnell wie möglich anfangen. Hinterfrage aber bitte unbedingt jedes Gerät und jede Trainings-DVD vor dem Kauf. Denn ein Flexi-Bar-Schwingstab, Thera-Bänder oder eine MFT-Platte können sinnvolle Trainingsgeräte sein – aber nicht jeder findet Spaß daran und nicht jeder hat die geeignete Konstitution dafür. Oder: Auch wenn alle Freunde laufen, muss es für dich noch lange nicht das Beste sein.

Vielleicht gibt es sogar eine Sportart, die du früher einmal betrieben hast oder die dich schon immer interessiert hat? Jetzt ist der ideale Zeitpunkt, um etwas Neues auszuprobieren. Angenehmer Nebeneffekt: Idealsport gefunden – inneren Schweinehund verloren! Denn was man gern macht, macht man freiwillig und gern regelmäßig.

Eine Studie der WHO hat ergeben, dass du idealerweise wöchentlich 1.500 Kalorien durch Bewegung umsetzen solltest. Diese Menge ist demnach ideal, um fit zu bleiben – oder es zu werden –, und reicht aus, um eventuell vorhandenes Übergewicht abzubauen. In einer Stunde Nordic Walking verbrennt man circa 400 bis 500 kcal, du solltest also drei- bis viermal Sport pro Woche machen, um wieder ordentlich in Schuss zu kommen.

Schritt 3: Einen Schritt zurück! Wenn du schon längere Zeit völlig ohne Bewegung gelebt hast, ist Vorsicht angebracht. Ich empfehle in dem Fall dringend eine sportärztliche Untersuchung. Außerdem solltest du von sogenannten »Impact«-Sportarten die Finger lassen, also von solchen, die mit einem »Aufprall« einhergehen. Dazu zählen zum Beispiel Laufen, Fußball oder Tennis. Sprunggelenke, Kniegelenke oder Hüftgelenke könnten bei Einsteigern zu sehr belastet werden. Ideal für Anfänger sind Nordic Walking, Schwimmen oder Radfahren. Auch Rollerbladen befürworte ich, allerdings nur, wenn die innere Oberschenkelmuskulatur ordentlich ausgebildet ist, ansonsten »fallen« die Kniegelenke nach innen.

Schritt 4: Ins Sportgeschäft gehen und eine Pulsuhr kaufen! Vor allem am Anfang ist das Training im persönlich richtigen Pulsbereich unerlässlich. In einer Studie der Uni Salzburg wurde festgestellt, dass sich 80 Prozent der Menschen beim Sport überfordern. Wer nur intuitiv läuft, läuft also meist zu schnell. Die Konsequenzen sind weitreichend und kontraproduktiv. Wenn zum Beispiel jemand, der Gewicht verlieren will, ständig im sogenannten Zuckerstoffwechsel trainiert, fordert der Körper danach große Mengen an Kohlehydraten ein. Das gewünschte Abnehmen wird ein Ding der Unmöglichkeit. Sobald du ein Gefühl für das persönlich richtige Tempo entwickelt hast, kannst du die Pulsuhr wieder weglassen.

Schritt 5: Krafttraining – wichtig, auch wenn du abnehmen willst! Bei Krafttraining denkt jeder sofort an verschwitzte Muskelmänner, stinkende Studios und schwere Hanteln. Vor allem Frauen können und wollen sich damit nicht anfreunden. Die gute Nachricht: Grundlage für fast alles, was man erreichen möchte, ist Ausdauersport! Abnehmen, zunehmen, das Regulieren von Blutdruck, Cholesterin etc. geschieht durch gleichmäßige, dauerhafte Belastung des Herz-Kreislauf-Systems. 80 Prozent des Trainings sollten auf diese Weise absolviert werden. Auch beim Ausdauersport gibt es einen Kräftigungseffekt, der vor allem bei jungen Menschen völlig ausreicht. Um aber den Stoffwechsel anzukurbeln, Rückenproblemen, Knochenschwund oder Ähnlichem vorzubeugen, ist Krafttraining natürlich sinnvoll! In den meisten Fällen reicht für das Training das eigene Körpergewicht. Ich empfehle meinen Kunden nach wie vor Kniebeugen und Liegestütze als Grundlage. Die Klassiker sind immer noch aktuell und wirkungsvoll. Auch Pilates und Ashtanga- oder Hatha-Yoga kräftigen den Körper. Meiner Erfahrung nach führt zu exzessives Krafttraining meist zu einer hohen Drop-out-Rate beim Sport im Allgemeinen. Gemach, gemach ist das Motto!

Schritt 6: Das Training beginnt schon nach dem Aufstehen! Schritt für Schritt werden wir jetzt fit! Wer trotz Sonnenschein morgens schwer aus dem Bett oder in die Laufschuhe kommt, dem sei folgende Aktivierungsübung empfohlen: Ohrläppchen massieren! Ist garantiert nicht anstrengend, und wer das Ohrläppchen kräftig zwei- bis dreimal hinauf- und hinunter reibt, aktiviert die Zirbeldrüse. Auch Augenrollen hat einen ähnlichen Effekt. Innerhalb kürzester Zeit ist man frisch und munter. Gutes Gelingen!

Und jetzt geht's los mit dem eigentlichen Training!

2

Bewegung ist nicht alles, aber ohne Bewegung ist alles nichts!

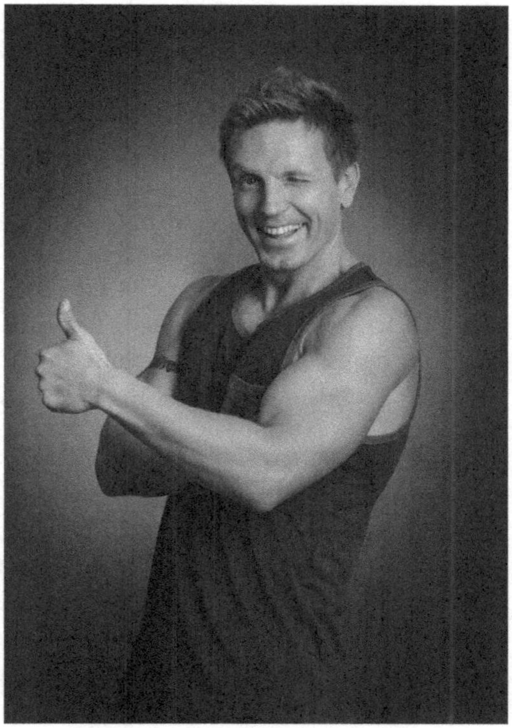

Raucher: So, Roman Daucher … Gehen wir's also an, oder? Übrigens, braucht Fitness nicht ein neues Verständnis, hat sich da in den letzten 50 Jahren nicht viel geändert?

Daucher: Das stimmt schon. Der Begriff »Fitness« entwickelte sich im Zusammenhang mit körperlich-konstitutionellen Aspekten erst viel später. Früher stand nur das Thema »Gesundheit« im Mittelpunkt. Frei nach dem Motto von Schopenhauer: »Gesundheit ist nicht alles, aber ohne Gesundheit ist alles nichts …«

Zu einigen sportlichen Auswüchsen, die es im Moment gibt, hätte er sicher den Kopf geschüttelt: Leute, die unbedacht und mithilfe verbotener Substanzen über ihre individuellen Grenzen hinausgehen, oder Menschen, an Elektrogeräte angeschlossen, die glauben, dadurch stärker, dünner oder fitter zu werden. Da fällt es sogar mir oftmals schwer, nicht den Glauben an die menschliche Vernunft zu verlieren. Denn in Wirklichkeit braucht es wenig, um viel zu erreichen: Laut WHO gilt es, wie ich schon erwähnt habe, als besonders gesundheitsförderlich, ja sogar lebensverlängernd, wenn man pro Woche in etwa 1.500 kcal durch sportliche Aktivität »umsetzt«. Das ist zum Beispiel: dreimal eine Stunde zu laufen oder drei bis vier Gymnastikeinheiten zu absolvieren.

Alles, was wertvoll ist, Haus, Wohnung, Auto, Kleidung, bedarf der Beobachtung, unserer Aufmerksamkeit, der Pflege und der Wartung. Die Gesundheit – unser kostbarster Besitz überhaupt – gehört in diesem Zusammenhang an erster Stelle dazu! Es ist völlig unverständlich, dass gerade sie von vielen Menschen heute immer noch vernachlässigt beziehungsweise vergessen und oft für selbstverständlich gehalten wird. Ihre Bedeutung wird oft erst erkannt, wenn sich Krankheiten einstellen. Welche Einschränkungen mit dem Verlust von Gesundheit verbunden sind, wird in erster Linie dem alternden Menschen bewusst – durch eigene überstandene, diverse Leiden, gesundheitliche Probleme im Umfeld und dem sich nähernden Lebensende.

»Wenn wir Zeit in Gesundheit investieren, solange wir jung sind, müssten wir relativ wenig Zeit in Krankheit investieren, wenn wir alt sind.«

Diese Weisheit ist bereits einige Tausend Jahre alt, hat aber mehr Gültigkeit denn je. Persönliche Gesundheitsvorsorge ist eine Investition in die Zukunft.

Raucher: Wenn es deine uneingeschränkte Aufgabe wäre, die Menschen zu Bewegung anzuspornen – was würdest du empfehlen? Würdest du wieder Fitnessparcours und Fitmärsche forcieren?

Daucher: Die »natürliche« Bewegung auszuleben, wäre schon der erste ganz wesentliche Schritt in Richtung mehr Gesundheit – und hier vor allem in dicht besiedelten Gebieten, wo man ja meist wenig Platz und Möglichkeiten vorfindet, Sport zu treiben. Den Klassiker kennen wir ja alle: Mit dem Auto in die Arbeit – sitzen – mit dem Auto heim – Couchpotatoeing. Die insgesamt zurückgelegte Strecke zu Fuß pro Tag dabei: unter einem Kilometer. Das kann sich nicht ausgehen! Das beginnt ja schon bei den Kindern. Ich kann mich an Zeiten erinnern, da war die Bewegung im Freien und Bewegung im Allgemeinen etwas völlig Selbstverständliches. Nach dem Motto: Schule – spielen (im Freien) – Hausübung (nicht) machen – schlafen. Jetzt: Schule – (Handy oder Computer) spielen – Hausübung (nicht) machen – (Handy oder Computer) spielen – schlafen. Wenn es meine Aufgabe wäre, die Menschen zu mehr Bewegung zu animieren, würde ich bereits bei den Kleinsten beginnen: Im Kindergarten- und Volksschulbereich bräuchten einerseits die Pädagoginnen eine Zusatzschulung zum Thema Bewegung, und andererseits ist es nötig, dass dem Bewegungsdrang der Kinder Genüge getan wird. Bei sechs bis sieben Stunden Betreuung wären drei Stunden verpflichtende Bewegung an der frischen Luft ideal. Auch Eltern kann ich nur dringend ans Herz legen, dafür zu sorgen. Über die tägliche Turnstunde ab der Schulzeit rede ich gar nicht – das müsste meiner Meinung nach gesetzlich verankert werden!

Das Thema der »Smart City Fitness« findet leider – auch politisch – relativ wenig Beachtung. Hätte ich in dieser Angelegenheit etwas zu sagen, müssten Staaten verpflichtend eine »Activity Area« für Kinder und Jugendliche *gratis* zur Verfügung stellen – das beginnt bei den frei und kostenlos zugänglichen »Free Gyms« (an Spielplätze angeschlossene Fitnessgeräte), die es in manchen Städten bereits gibt, und geht weiter bis zu überdachten Sportanlagen, die kostenlos das ganze Jahr über genutzt werden können. Eine spannende Vision wäre auch ein Personal Coach, den jede Gemeinde verpflichtend zur Verfügung stellt und der die Menschen mit Infos zu den Themen Bewegung, Ernährung, Stress und Schlaf versorgt. Gratis wohlgemerkt!

Wenn wir Zeit in Gesundheit investieren, solange wir jung sind, müssten wir relativ wenig Zeit in Krankheit investieren, wenn wir alt sind.

Raucher: Wie finde ich heraus, welcher Sport zu mir passt und wie soll ein absoluter Anfänger – so wie ich – in Sachen Sport vorgehen?

Daucher: Im Grunde genommen kannst du einfach deiner »Neigung« folgen. Welcher Sport gefällt dir und welches Training kannst du problem- und gefahrlos ausüben? In jedem Fall ist es wichtig, dich vorab genau zu informieren. Idealerweise lässt du dich von einem Profi – egal, welchen Sport du dann letztendlich wählst – beraten. Der kann dir versteckte Fallen zeigen, Techniken erklären oder einen geeigneten Trainingsplan erstellen. Vermeintlich einfache Übungen, wie zum Beispiel der Liegestütz, können im Zuge eines Coachings erklärt und somit Fehlerquellen ausgeschaltet werden. Außerdem bekommst du mit Sicherheit Hinweise, mit welcher Pulsfrequenz du trainieren solltest …

Raucher: Meine »Neigung« ist, gar nicht zu trainieren … Aber, andere Frage: Ich habe ja einen »kleinen Raucher« zu Hause sitzen – zehn Jahre alt und ganz der Papa –, der es problemlos schafft, einen Tag oder sogar mehrere hintereinander auf der faulen Haut zu liegen und dessen einzige Beschäftigung das »Zocken« auf der Playstation ist. Ich weiß ja, dass das nicht gesund ist. Aber wie kann ich mein Kind dazu bringen, Sport zu betreiben, und wie erziehe ich es zu einem »bewegten« Leben, damit es nicht übergewichtig wird? Ein Vorbild bin ich ja nicht gerade.

Daucher: Die Frage sollte eher lauten: Warum sollten Kinder – egal welchen Alters – *keinen* Sport betreiben? Ich würde es einem übertriebenen Beschützerinstinkt zuschreiben, dass manche Eltern ihre Kinder immer noch vor »überbordender« Bewegung »schützen« wollen. Frei nach dem Motto: »Überanstrenge dich nicht – das tut dir nicht gut« Ich selbst hatte seinerzeit schon das Problem, in ein Fitnessstudio gehen zu dürfen – damals war ich vierzehn –, was meine Mutter allerdings strikt abgelehnt hat, weil sie nicht wollte, dass ich meine Gelenke schädige. (Jahre später habe ich herausgefunden, dass sie keinen Sohn haben wollte, der wie Schwarzenegger aussieht.) Es ist ein Irrglaube, dass kindgerechte Bewegung und Sport gesundheitsschädlich sein könnten. Gesundheitsvorsorge bereits im Kindesalter ist eine Investition in die Zukunft. Denn in allen Industrienationen nehmen Krankheiten zu, die durch frühzeitige Prävention vermieden werden könnten. Sie beeinträchtigen die Lebensqualität, können die Lebenserwartung verkürzen und bewirken nicht zuletzt hohe Kosten für die Gesundheits- und Sozialsysteme. Schau dich doch um, welche Krankheiten mit Bewegungsmangel verbunden sind: Übergewicht, Diabetes mellitus, Herzkrankheiten, Muskelabbau, Bluthochdruck, Verdauungsprobleme – und das sind nur ein paar!

Um dieser Entwicklung entgegenzuwirken, ist es vonnöten, die frühe Gesundheitsförderung auszubauen und zu verbessern. Prävention – gerade bei Kindern – muss strukturell und institutionell auf allen Ebenen gut verankert werden. Und dazu kannst du selbst bei deinem Sohn viel beitragen! Nicht nur der Staat, der die strukturellen Voraussetzungen schaffen kann. Dieses »bewegte« Leben allerdings können wir – als Eltern – unseren Kindern nur selbst vorleben. Kein Buch, kein Lehrer oder kein Freund hat einen derart starken Einfluss auf das Gesundheitsverhalten unserer Kleinsten wie das gute Beispiel, das wir tagtäglich vorleben (sollten). Also allein die Gesundheit deines Kindes ist doch ein Grund dafür, dass du dir endlich auch selbst einen Ruck gibst! Du trägst Verantwortung, mein lieber Freund.

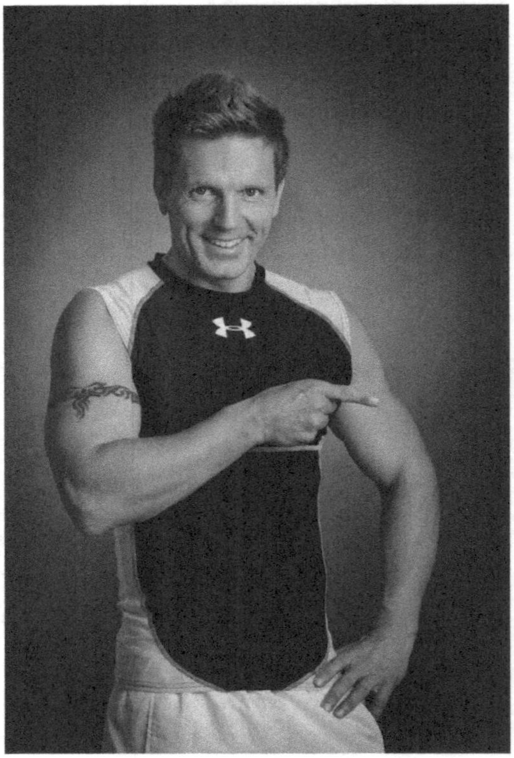

Warum du ein Training wirklich brauchst!

Daucher: Bevor wir starten, möchte ich dir noch einige allgemeine Dinge zum Thema Bewegung und Sport mitgeben. Vielleicht fällt es dir dann leichter, dich zu überwinden:

Bewegung ist für unser Dasein unentbehrlich! Zu dieser Erkenntnis sind Forscher schon vor langer Zeit gekommen. Bewegung spielt nicht nur für die optische, sondern auch für die geistige Entwicklung des Menschen eine entscheidende Rolle, denn inzwischen weiß man zuverlässig, dass Bewegung die Grundlage für die Erneuerung der Zellen in unserem Körper ist und sogar für das Wachstum neuer Zellen in unserem Gehirn zuständig ist. Ausreichende körperliche Betätigung sorgt generell für ein aktiveres und erfülltes Leben in allen Bereichen. Egal, ob jung oder alt – mach dir bewusst, dass Sporttreibende leistungsfähiger sind. Du könntest in einem viel besseren körperlichen, aber auch geistigen Zustand sein als jetzt. In den Bereichen Kraft, Ausdauer, Gelenkigkeit und Koordination zeigen körperlich Aktive deutliche Überlegenheit gegenüber den »Couch-Potatoes«. Studien belegen außerdem, dass bewegungsorientierte Menschen stressresistenter und weniger anfällig für depressive Verstimmungen sind. Leider ist unsere Gesellschaft durch Automatisierung und Mechanisierung geprägt, was zur Folge hat, dass nahezu alle Tätigkeiten im Sitzen ausgeführt werden und dadurch unsere körperliche Verfassung immer schlechter wird.

Viele fragen sich: »Warum sollte ich mich mit schweißtreibenden Aktivitäten abquälen und mich womöglich einer Verletzungsgefahr aussetzen?« Und warum sollte ich den Weg zur Arbeit oder zum Supermarkt zu Fuß gehen oder mit dem Fahrrad fahren, wo doch das Auto vor der Türe steht?

Aber überleg dir mal, denn als Parade-Couch-Potato bist du ja unmittelbar betroffen: Nach Schätzungen der WHO gehen etwa zwei Millionen Todesfälle pro Jahr auf das Konto zu geringer körperlicher Aktivität. Die sogenannten »Zivilisationskrankheiten« wie Herz-Kreislauf-Erkrankungen, Diabetes, Bluthochdruck, Osteoporose, Haltungsschäden, Übergewicht oder sogar Fettleibigkeit habe ich ja schon erwähnt. Ich will dir aber keine Angst machen, denn die gute Nachricht ist: Es ist nie zu spät, um mit dem Training zu beginnen!

Wenn du also den Entschluss gefasst hast, sportlich aktiv zu werden, handle nicht überstürzt. Körperliche Aktivität beugt zwar gesundheitlichen Risiken vor, aber falscher sportlicher Ehrgeiz kann das Gegenteil bewirken. Deshalb folge bitte genau den Anweisungen, damit dein Training wirklich sicher und effektiv ist.

Der Zusammenhang zwischen körperlichem Aktivitätsverhalten und Gesundheit ist hierzulande sehr gut erforscht: Regelmäßige körperliche Aktivität ist nachweislich gesundheitsfördernd und gilt als integraler Bestandteil eines gesunden Lebensstils. Allerdings bewegt sich die Bevölkerung in Österreich und in Deutschland über alle Altersgruppen hinweg noch viel zu wenig und schöpft das gesundheitsförderliche Potenzial, das körperliche Aktivität bietet, bei Weitem nicht aus. Viele Menschen werden von den Bewegungsempfehlungen für die Gesundheit nicht erreicht. Körperliche Inaktivität hat sich zu einem Problem entwickelt.

Für Sportmuffel sieht es nach Tortur aus, wenn Menschen in einem Fitnessstudio oder im Freien ihre Runden drehen oder

Gewichte stemmen. Doch wer sich aufrafft und regelmäßig trainiert, merkt bald, dass sich der Aufwand lohnt!

»Sie sollten mehr Sport treiben!« So mancher beginnt seinen Arzt zu hassen, wenn er diesen Ratschlag erteilt. Aber höchstwahrscheinlich hat der Mediziner recht. Viele von uns sind in sportlicher Hinsicht nämlich ziemlich träge. Dabei profitiert nicht nur der Körper von regelmäßiger Bewegung – auch der Seele tut Bewegung ausgesprochen gut: Stress wird abgebaut, man wird ausgeglichener und kann besser abschalten. Außerdem stärkt ein fitter Körper das Selbstbewusstsein. Eine einfache Möglichkeit, die nötigen Bewegungseinheiten zu absolvieren, ist der Weg ins Fitnessstudio. Laufen, Radfahren, Pilates oder Krafttraining ist ohne großen Aufwand zu jeder Zeit möglich. Und speziell Anfänger oder Menschen, die bereits eine zarte Wohlstandsplautze haben, sollten den sportlichen Weg unbedingt beschreiten, zumal Training sich bereits nach einem halben Jahr oder Jahr bemerkbar macht.

Raucher: Hm. Das klingt ja gut. Aber, jetzt ganz ehrlich: Wenn ich mich anstrenge, werde ich dann in einem Jahr so aussehen wie du? Oder in fünf Jahren? Was ist denn da realistisch? Und wie viel Aufwand ist notwendig? Schaffen das wirklich welche oder bleiben die meisten mit den guten Vorsätzen auf der Strecke?

Daucher: Mein liebes, kleines Raucherli! Einen Schritt nach dem anderen setzen, nicht wahr! Babysteps, wie man so schön sagt ... In einem Jahr wird jedenfalls das Wohlbefinden und deine Körperkonstitution merklich verbessert sein!

Aber, sei vorsichtig, denn trotz der mittlerweile hohen Dichte an Fitnessstudios und Trainern gibt es – insbesondere für Neueinsteiger – einige Dinge zu beachten. Wichtig ist zunächst einmal, dass sich bisherige Bewegungsmuffel – da zähle ich dich auch dazu – nur langsam und vorsichtig an ihre Grenzen herantasten. Wer älter als 50 Jahre ist, sollte sich vom Arzt untersuchen lassen, bevor er mit dem Training beginnt oder wieder einsteigt. Gelenksfehlstellungen und andere Vorerkrankungen können ebenso gegen ein Training im Fitnessstudio sprechen. Wenn dein Bewegungsprogramm abschließend von einem qualifizierten Personal Coach individuell zusammengestellt wird, steht dem perfekten Sportvergnügen nichts mehr im Weg!

Jetzt noch ein kleiner Selbsttest, und dann kann es auch schon losgehen!

Wer sich aufrafft und regelmäßig trainiert, merkt bald, dass sich dieser Aufwand lohnt.

Wie fit bist du? Ein Selbsttest

Bevor das Training starten kann, überprüfe dich selbst anhand des folgenden Tests. Kreuze dazu jeweils das Feld an, das deiner Einschätzung am ehesten entspricht.

Wie schätzt du deine derzeitige (berufliche, schulische) Arbeitsfähigkeit in Relation zu den psychischen Arbeitsanforderungen ein?				
5 Punkte sehr gut	4 Punkte eher gut	3 Punkte mittelmäßig	2 Punkte eher schlecht	1 Punkt sehr schlecht
Wie schätzt du deine derzeitige Arbeitsfähigkeit in Relation zu den körperlichen Arbeitsanforderungen ein?				
5 Punkte sehr gut	4 Punkte eher gut	3 Punkte mittelmäßig	2 Punkte eher schlecht	1 Punkt sehr schlecht
Wie schätzt du deine derzeitige Arbeitsfähigkeit in Relation zur besten je erreichten Arbeitsfähigkeit ein?				
5 Punkte sehr gut	4 Punkte eher gut	3 Punkte mittelmäßig	2 Punkte eher schlecht	1 Punkt sehr schlecht
Wie schätzt du deine Chancen ein, ab sofort regelmäßigen Sport zu betreiben?				
5 Punkte sehr gut	4 Punkte eher gut	3 Punkte mittelmäßig	2 Punkte eher schlecht	1 Punkt sehr schlecht
Wie schätzt du deine derzeitige Motivation ein (in Bezug auf Sport)?				
5 Punkte sehr gut	4 Punkte eher gut	3 Punkte mittelmäßig	2 Punkte eher schlecht	1 Punkt sehr schlecht
Wie schätzt du die Unterstützung in deinem sozialen Umfeld ein (gibt es jemanden, der dich daran hindert, Sport zu betreiben)?				
5 Punkte sehr gut	4 Punkte eher gut	3 Punkte mittelmäßig	2 Punkte eher schlecht	1 Punkt sehr schlecht
Wie schätzt du die Chancen ein, auch deine Ernährung umzustellen?				
5 Punkte sehr gut	4 Punkte eher gut	3 Punkte mittelmäßig	2 Punkte eher schlecht	1 Punkt sehr schlecht
Wie schätzt du die Chancen ein, stresspräventive Maßnahmen zu ergreifen?				
5 Punkte sehr gut	4 Punkte eher gut	3 Punkte mittelmäßig	2 Punkte eher schlecht	1 Punkt sehr schlecht

Auswertung:

39 bis 45 Punkte: Du bist topmotiviert und kannst problemlos mit dem Training beginnen! Deine Lust, Sport zu betreiben, hätten wohl viele gerne. Aber, Vorsicht! Du neigst manchmal dazu, es zu übertreiben. Gönne dir mal eine Pause zwischendurch, denn schließlich können sich Muskulatur und Herz-Kreislauf-System nur dann entwickeln, wenn du die Pausen ordnungsgemäß einhältst! Da du offensichtlich auch in einem Umfeld arbeitest, das Gesundheit und Prävention fördert, hast du die Möglichkeit, immer wieder zwischendurch zu deiner kleinen Einheit Fitness zu gelangen. Und sei es nur, um einen kleinen Verdauungsspaziergang nach dem Essen machen zu können. Beneidenswert ...

30 bis39 Punkte: Ja ..., dieses ständige »On-Off«-Verhalten, was Gesundheit und Fitness betrifft, ist nervig, nicht wahr? Mal topmotiviert, mal Couch-Potato – das kann einem schon die Lust an Bewegung vermiesen. Grundsätzlich liebst du ja Sport, gesunde Ernährung und einen proaktiven Lebensstil, wären da nicht immer diese lästigen Zäsuren, so circa stets nach drei bis vier Monaten, ... stimmt‘s? Da beginnt es dann, zäh und mühsam zu werden. Man sieht nicht den gewünschten Fortschritt, in der Arbeit läuft's schließlich auch nicht immer rund (kann schon mal ein wenig stressig werden), und dann ist das Letzte, an das man denkt, Bewegung, Sport und Gesundheit. *Das muss aufhören!* Verstehst du? Mach lieber weniger und das dafür regelmäßig!

Unter 30 Punkten: Vorneweg: Wenn ich so schnell Rad fahren könnte, wie du faul bist, müsste ich den Großglockner hinaufbremsen! Dein Repertoire an Ausreden und Ausflüchten, keinen Sport betreiben zu müssen, sucht seinesgleichen. Du brauchst Hilfe! Meine oder jene eines Trainers oder Coaches in deiner Nähe. Lass dir helfen, indem du dir einen Motivator suchst. Und auch wenn es in der Arbeit oftmals unmöglich ist, an gesunde Ernährung oder Bewegung zu denken, investiere ein wenig in die beiden Dinge. Du wirst es mir irgendwann einmal danken! Und keine Sorge: Du kannst es schaffen!

Und jetzt?

Raucher: Hm. Du, Roman, ich bin auf neun Punkte gekommen. Das ist jetzt nicht wirklich gut, oder?

Daucher: Na ja, nicht wirklich ...

Raucher: Bitte, ich habe bis jetzt auch ohne Bewegung und Sport überlebt, ... warum sollte ich JETZT damit beginnen?

Daucher: Um nicht krank zu werden! Oder,

wie der Sportmediziner Wildor Hollmann es formuliert hat: »Es gibt kein Medikament und keine Maßnahme, die einen vergleichbaren Effekt hat, wie das körperliche Training. Gäbe es ein solches Medikament mit nur ähnlich hervorragender Wirkung und quasi ohne Nebenwirkungen, wäre jeder Arzt angehalten, es zu verschreiben.«

Raucher: Okay, aber wenn ich krank werde, dann nehme ich einfach eine Tablette – bei unserem Gesundheitssystem ist es das Beste, das einen vor dem Kranksein bewahrt!

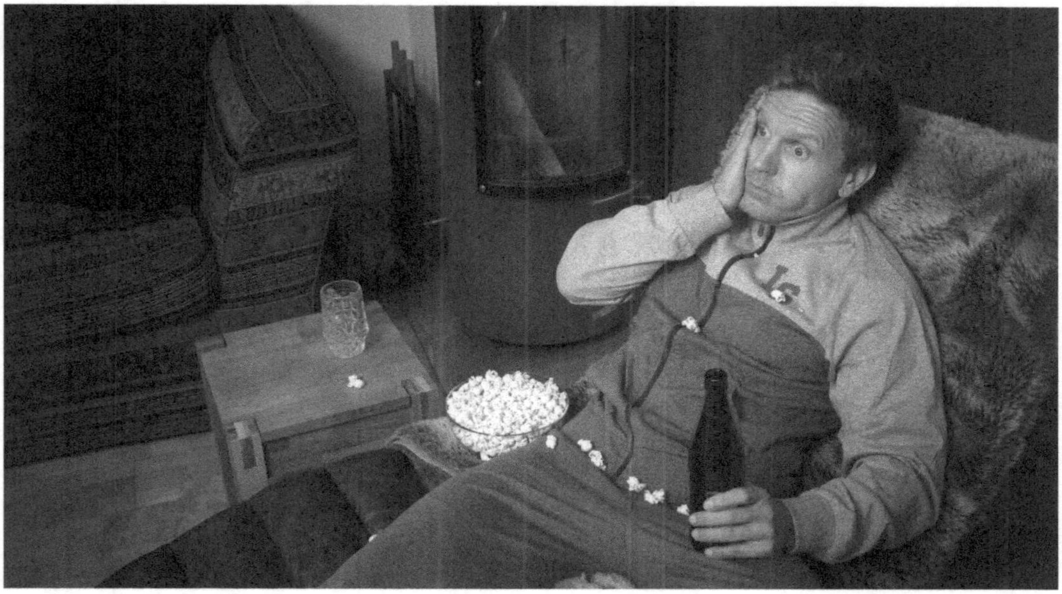

Daucher: Moment! Unser Gesundheitssystem ist in der Reparatur hervorragend, keine Frage! Wusstest du aber, dass die deutschsprachigen Länder (und hier speziell Österreich) in dem sogenannten »DALY-Index« (das ist jene Kennzahl, welche die Krankheitsjahre vor dem Tod beschreibt) mit 15 bis 20 Jahren, welche wir in relativer Krankheit verbringen, ganz weit oben rangiert?

Schau mal, wenn die Menschen nur ein wenig »vorbeugend« agieren würden, gäbe es nachweislich

- eine niedrigere Infarktrate,
- ökonomischere HKL-Funktionen,
- weniger Arteriosklerose (Senkung des LDL, Triglyceride),
- weniger Hypertonie (Bluthochdruck),
- einen ökonomischen Stoffwechsel,
- einen niedrigerer Harnsäurespiegel,
- Blutzuckerstabilisierung,
- verbesserte Stützfunktion durch das Muskelkorsett,
- eine erhöhtere Beweglichkeit,
- ein gesteigertes Selbstwertgefühl,
- eine erhöhte physische und psychische Stresstoleranz.

Raucher: Pffff ..., traue keiner Statistik, die du nicht selbst gefälscht hast – ehrlich ..., ich glaube, mit derartigen Aussagen möchte man vor allem die sehr schwache »Bewegungs-Lobby« aus der Versenkung holen. Egal, wie dem auch sei ... Was machen wir jetzt bewegungstechnisch? Ich habe bei dem Test neun Punkte geschafft – bin also ein echtes Bewegungs-Antitalent, ich meine, kann ich gleich voll losstarten (falls ich tatsächlich wollen würde)?

Daucher: Wir müssen uns da im Vorfeld einige Parameter ansehen … Deine Leistungsfähigkeit wird im Wesentlichen von folgenden Faktoren bestimmt: Konstitution, Geschlecht, Alter, Trainings- und Gesundheitszustand. Bei Frauen kommen sexualzyklische Schwankungen hinzu. Äußere Faktoren sind Tageszeit, Temperatur und Luftfeuchtigkeit. Psychische Faktoren spielen ebenfalls eine wichtige Rolle.

Auch dein Leistungswille ist ganz entscheidend. Bei Wettkämpfen können zusätzliche Kräfte mobilisiert werden – die sogenannten Einsatzreserven. Damit werden etwa 80 Prozent der gesamten Leistungsfähigkeit erreicht. Die restlichen Leistungsreserven sind nicht willentlich einsetzbar. Sie werden als autonom geschützte Reserve bezeichnet, da sie nur in lebensbedrohlichen Situationen verfügbar sind, wenn das sympathische Nervensystem maximal aktiviert ist.

Raucher: Konstitution: schlecht, Alter: 49. Geschlecht: sieht man hoffentlich. Trainingszustand: … nächste Frage!

Die Leistungsfähigkeit wird im Wesentlichen von folgenden Faktoren bestimmt: Konstitution, Geschlecht, Alter, Tageszeit, Temperatur und Luftfeuchtigkeit.

Daucher: Mein Vorschlag ist in deinem Fall ein Ganzkörpertraining, das ausschließlich mit dem eigenen Körpergewicht durchgeführt wird. Gepaart mit einem fokussierten Herz-Kreislauf-Training.

Beginnen werden wir mit einem großteils »isometrischen« Krafttraining und bewegen uns dann langsam in Richtung »dynamisches« Training.

Raucher: Wie bitte? Könntest du das ein bisschen näher ausführen?

Daucher: Mit isometrischem Krafttraining lassen sich einzelne Muskelgruppen gezielt stärken. Die Gelenke werden vergleichsweise wenig belastet. Kontraktionen von 60 Prozent der maximalen Kraft bewirken eine optimale Kraftzunahme, wenn sie täglich sechs bis zehn Sekunden mit zunehmender Steigerung durchgeführt werden.

In den ersten drei Trainingswochen steigt die Kraft steil an. Diese Zunahme hat vor allem neuromuskuläre Ursachen. Eine genauere Erklärung führt jetzt zu weit, aber die Fachbegriffe dazu lauten: Agonistenbahnung, Antagonistenhemmung und Rekrutierung motorischer Einheiten. Der Durchmesser der schnellen (Typ-II-)Muskelfasern vergrößert sich. Die Zahl der Fasern bleibt unverändert. Der Gehalt an Aktin und Myosin (das sind die kleinsten Einheiten in der Muskulatur) und die Aktivität der Enzyme nimmt zu.

Beim dynamischen Krafttraining können die Größe der Last und die Geschwindigkeit variiert werden. Ein Training mit großer Last und langsamer Bewegung fördert die Leistungsfähigkeit der Typ-I-Muskelfasern. Bei schnellen Bewegungen werden zusätzlich die Typ-II-Muskelfasern trainiert. Dynamisches Training ermöglicht die Koordinationsschulung bestimmter Bewegungsabläufe.

Raucher: Na bitte ..., das hört sich ja kompliziert an ... Aber ich weiß nicht, ob die Trainingsform, die du mir vorschreibst, wirklich so gut ist für mich. Schließlich habe ich ja eigentlich enorme Rückenschmerzen. Und ist es da nicht am vernünftigsten, einen Arzt zu konsultieren, bevor ich eigenständig mit dem Training beginne?

Daucher: Unbedingt! Vor allem dann, wenn es sich um einen Akutschmerz handelt ..., aber bitte lass mich zum Thema Rückenschmerzen einige Studien zitieren, die aktuell immer noch gültig sind, obwohl sie schon älter sind: Bei ungefähr 80 Prozent aller Episoden von Rückenschmerzen ist trotz extensiven Einsatzes aller diagnostischen Mittel keine definitive Diagnose möglich. (Nachemson 1998, Deyo 1990)

Im Alter um 50 Jahre zeigen etwa 95 Prozent der Erwachsenen bei Autopsien degenerative Wirbelsäulenveränderungen wie Zwischenwirbelraumverminderung, Kalzifikation der Bandscheibe oder Randsklerose. (Hult, 1954)

Konventionelle Röntgenaufnahmen von Patienten um 50 Jahre zeigen in 87 Prozent sogenannte degenerative Veränderungen. (Witt, 1984)

Etwa 90 Prozent der Patienten mit akut aufgetretenem Rückenschmerz erlangen ohne Behandlung innerhalb von acht Wochen Schmerzfreiheit.

Tja, und die Ursachen sind – du ahnst es bereits:

- Bewegungsmangel,
- Überbelastung,
- Verspannungen (muskuläre Dysbalancen),
- die Wirbelsäule ist »Schwachstelle«, weil wir eher für den »Vierfüßlergang« konstruiert sind,
- degenerative Erkrankungen der Wirbelsäule (Prolaps, Protrusion),
- falsche Ernährung,
- schlechter Schlaf.

Raucher: Schachmatt! Du hast mich überzeugt ...

Daucher: Gut, dann lass mich – bevor wir unser »30-Tage-Notfallprogramm« beginnen – einige Grundregeln zum Training selbst anmerken.

Was ist ganz besonders wichtig beim Training?

Wichtig bei unserem Training: Konzentration–Präzision–Kontrolle!

Konzentration: Die Konzentration beim Üben sollte immer auf die Bewegung, die Position, die Haltung, auf die Körpermitte, das »Powerhouse«, gerichtet sein. Der Gedanke steuert die Bewegung in jeder Phase, der Geist erfüllt den ganzen Körper. In Summe heißt das: den Körper bewusst wahrzunehmen.

Präzision: Die Konzentration fördert die Präzision der Bewegung, die Präzision schafft dauernd eine gekonnte Beantwortung der kinästhetischen Reize, welche wiederum die exakte Ausführung ermöglicht. Präzision ist nur möglich mit absoluter Konzentration und dauernder Kontrolle. Kinästhetik ist übrigens die Fähigkeit, Bewegungen der Körperteile unbewusst zu kontrollieren und zu steuern.

Kontrolle: Die Kontrolle jedes Details, jedes Körperteils, der Atmung, des Gleichgewichtes, der Ruhe und der Bewegung ermöglicht erst die präzise Ausführung jeder Übung bis hin ins letzte, oft unwichtig scheinende Segment. Die Konsequenz der Kontrolle ist Körperbeherrschung.

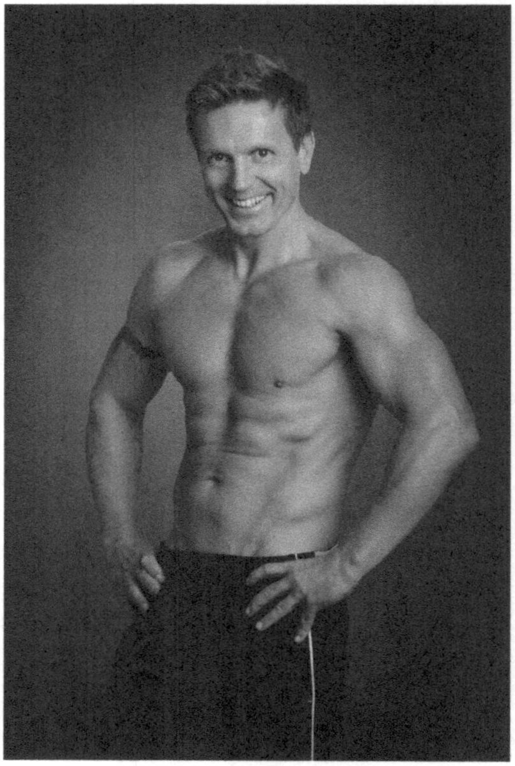

Wichtige Grundübungen

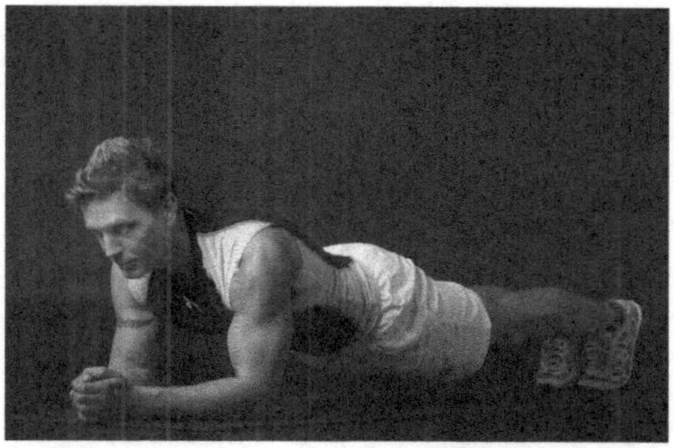

Abb. 1: Planking

Übung 1: »Planking« Klassisches Bauch- und Rückenmuskeltraining (isometrisch – haltend)

Was trainiert wird: Diese Übung hat zum Ziel, die gesamte Bauch- und Rückenmuskulatur zu trainieren und eine natürliche Atemtechnik während der Trainingsausführung zu erlernen.

Ausgangs- und Endposition: Der Blick ist schräg nach vorne zum Boden gerichtet, die Gesäß- und Bauchmuskulatur werden fest unter Spannung gehalten. Der gesamte Körper befindet sich in einer Parallelposition zum Boden/zur Matte.

Wiederholungszahl/Übungsdauer ist im Notfallplan ausgewiesen.

Steigerungsstufe: Ein Bein ist im 90-Grad-Winkel angehoben.

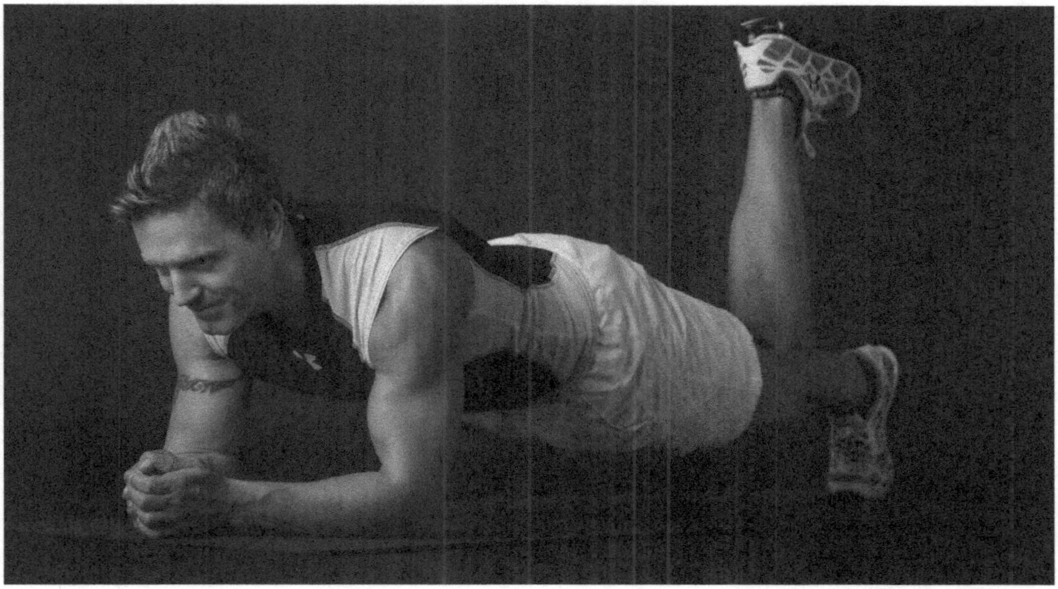

Abb. 2: Planking Steigerungsstufe

Vorsicht: Der häufigste Fehler tritt im Bereich der Oberkörperstabilisierung auf. Hier muss unbedingt darauf geachtet werden, dass der Rücken ganz gerade bleibt.

Übung 2: »Crunches«
Kräftigung der gesamten Bauchmuskulatur mit Fokus auf dem oberen Anteil.

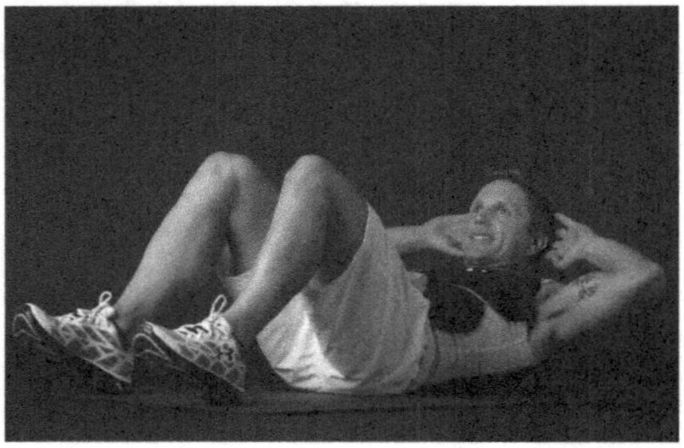

Abb. 3: Crunches

Was trainiert wird: Diese Übung hat zum Ziel, durch eine dynamische Hoch- und Tiefbewegung den geraden Anteil der Bauchmuskulatur zu kräftigen.

Ausgangsposition: Die Übung wird aus der Rückenlage durchgeführt, wobei das Kinn in Brustnähe gehalten wird und die Ellbogen seitlich (schulterhoch) ausgestellt sind. Beide Fersen werden mit angezogenen Zehenspitzen (flex) fest am Boden platziert. Die Schulterblätter sind immer vom Boden abgehoben.

Endposition: Ziehe nun den gesamten Oberkörper – ohne Schwung aus dem Oberkörper zu holen – nach oben. Ausatmen während der Zugbewegung nach oben.

Wiederholungszahl/Übungsdauer ist im Notfallplan ausgewiesen.

Steigerungsstufe: Beide Beine sind im 90-Grad-Winkel angehoben.

Vorsicht: Der häufigste Fehler tritt beim Hochziehen auf – hier darf nicht mit Schwung gearbeitet werden.

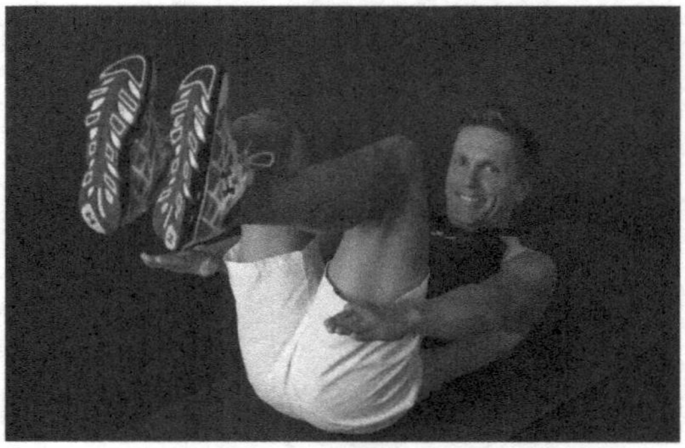

Abb. 4: Crunches Steigerungsübung

Übung 3: »Leg Lift Side«
Kräftigung der seitlichen Gesäßmuskulatur

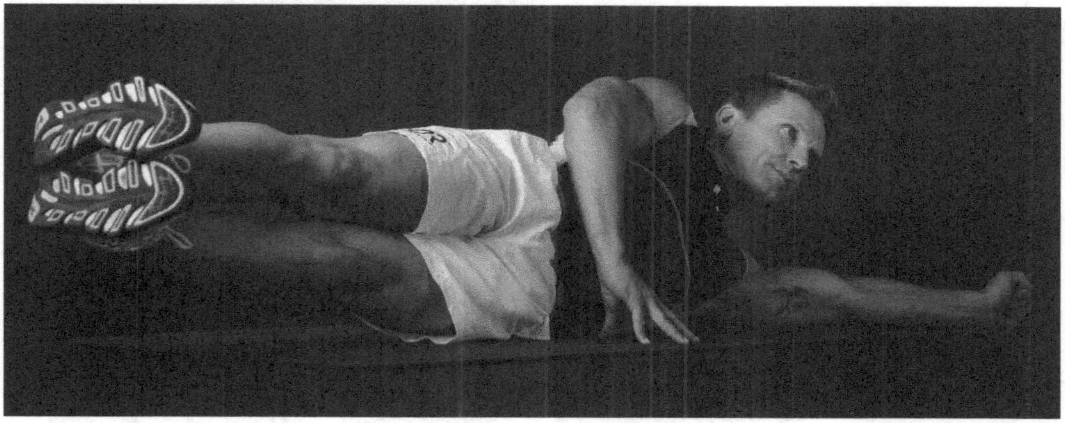

Abb. 5: Leg Lift Side

Was trainiert wird: Diese Übung hat zum Ziel, den seitlichen Anteil der Gesäßmuskulatur zu kräftigen.

Ausgangsposition: Die Übung wird aus der Seitenlage durchgeführt, wobei der Kopf entspannt am Oberarm aufliegt und sich der Oberkörper in voller Streckung am Boden befindet. Beide Zehenspitzen werden fest überstreckt. Die Hand stützt vor dem Körper (um ein Vorfallen zu verhindern).

Endposition: Zieh nun das obere Bein gleichmäßig nach oben. Ausatmen während der Zugbewegung nach oben.

Wiederholungszahl/Übungsdauer ist im Notfallplan ausgewiesen.

Steigerungsstufe: Die Hand wird in die Hüfte gestützt.

Vorsicht: Der häufigste Fehler tritt im beim Hochziehen auf – hier darf nicht mit Schwung gearbeitet werden.

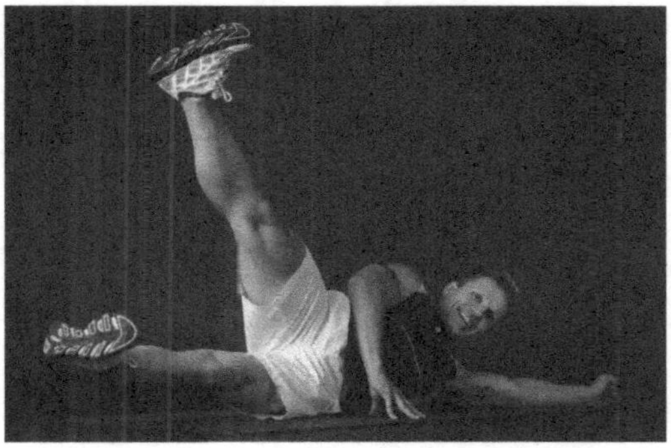

Abb. 6: Leg Lift Side Endposition

Übung 4: »Sit Ups«
Kräftigung der gesamten Bauchmuskulatur mit Fokus auf dem oberen Anteil

Was trainiert wird: Diese Übung hat zum Ziel, durch eine dynamische Hoch- und Tiefbewegung den geraden Anteil der Bauchmuskulatur zu kräftigen.

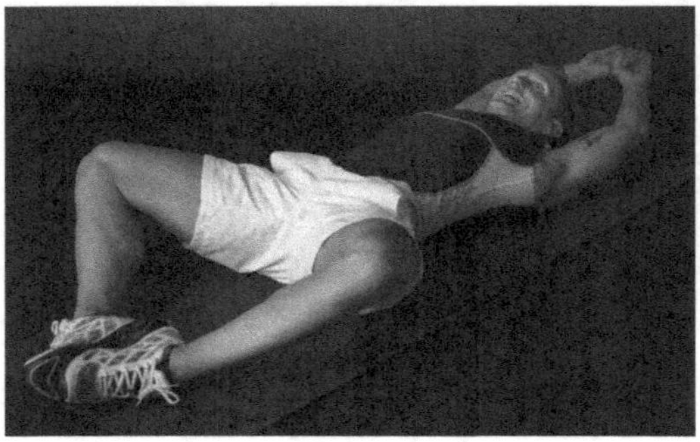

Abb. 7: Sit Ups

Ausgangsposition: Die Übung wird aus der Rückenlage durchgeführt, wobei die Arme rückwärts den Boden berühren. Beide Fußsohlen werden kraftvoll aneinandergepresst und sind fest am Boden platziert.

Endposition: Ziehe nun den gesamten Oberkörper – ohne Schwung aus dem Oberkör-

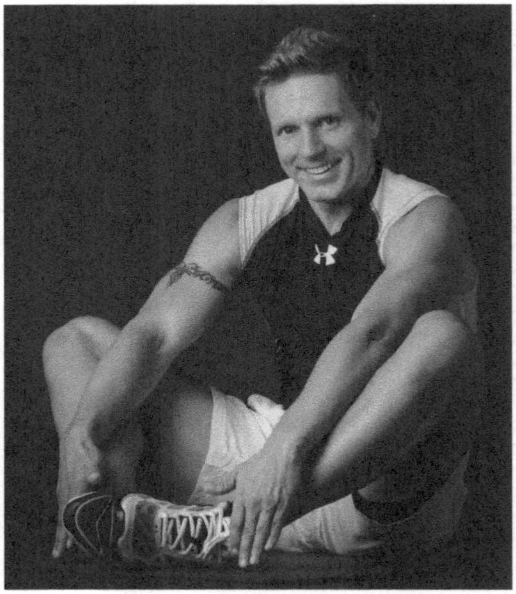

Abb. 8: Sit Ups Endposition

per zu holen – nach oben. Ausatmen während der Zugbewegung nach oben und berühre mit den Fingerspitzen (wenn du ganz aufrecht sitzt) den Boden.

Wiederholungszahl/Übungsdauer ist im Notfallplan ausgewiesen.

Vorsicht: Der häufigste Fehler tritt beim Hochziehen auf – hier darf nicht mit Schwung gearbeitet werden.

Übung 5: »Front Squat«
Kräftigung der Beinmuskulatur – Ausfallschritt

Was trainiert wird: Diese Übung hat zum Ziel, die gesamte Beinmuskulatur (dynamisch) zu kräftigen. Diese Übung soll auch das Herz-Kreislauf-System fordern.

Ausgangsposition: In der steht man mit leicht geöffneten Beinen – nun bringt man ein Bein nach vorne und macht einen Ausfallschritt. Als Steigerung kann man die Arme ebenfalls nach vorne bewegen. Ausgeatmet wird beim Nach-vorne-Steigen.

Wiederholungszahl/Übungsdauer ist im Notfallplan ausgewiesen.

Vorsicht: Die Zehenspitzen sollen immer vor den Kniegelenken bleiben.

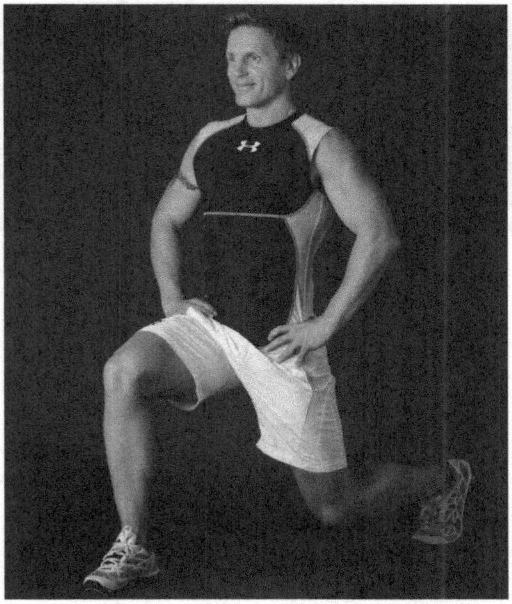

Abb. 9: Front Squat

Übung 6: »Side Squat«
Kräftigung der Beinmuskulatur – seitlicher Ausfallschritt

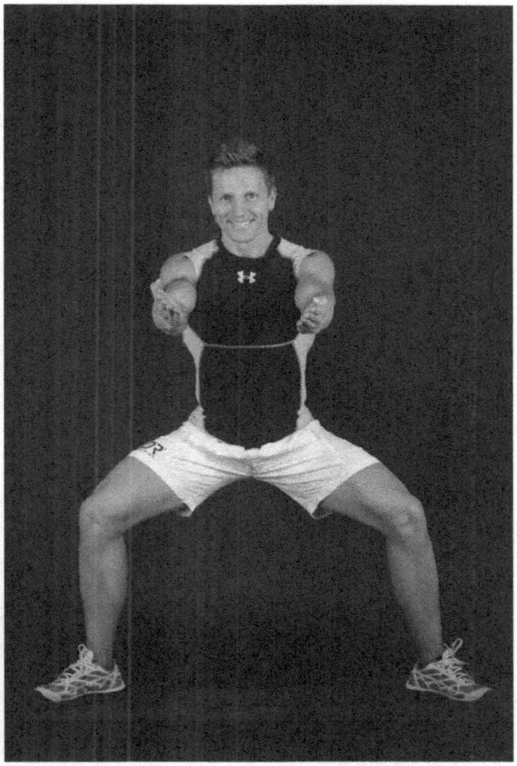

Abb. 10: Side Squat

Was trainiert wird: Diese Übung hat zum Ziel, die gesamte Beinmuskulatur und auch die Gesäßmuskulatur zu kräftigen.

Ausgangsposition: In der Ausgangsposition befindet man sich in einer aufrechten Standposition, wobei die Zehenspitzen immer leicht zur Seite zeigen und die Arme in die Hüfte gestemmt sind. Es werden nun im Wechsel die Beine rechts und links ausgestellt. Der Oberkörper bleibt immer ganz gerade. Die Arme können wahlweise beim Seitwärtssteigen nach vorne gestreckt werden.

Wiederholungszahl/Übungsdauer ist im Notfallplan ausgewiesen.

Vorsicht: Die Zehenspitzen sollen immer vor den Kniegelenken bleiben.

Übung 7: »Planking – side pull« Klassisches Bauch- und Rückenmuskeltraining (dynamisch und statisch)

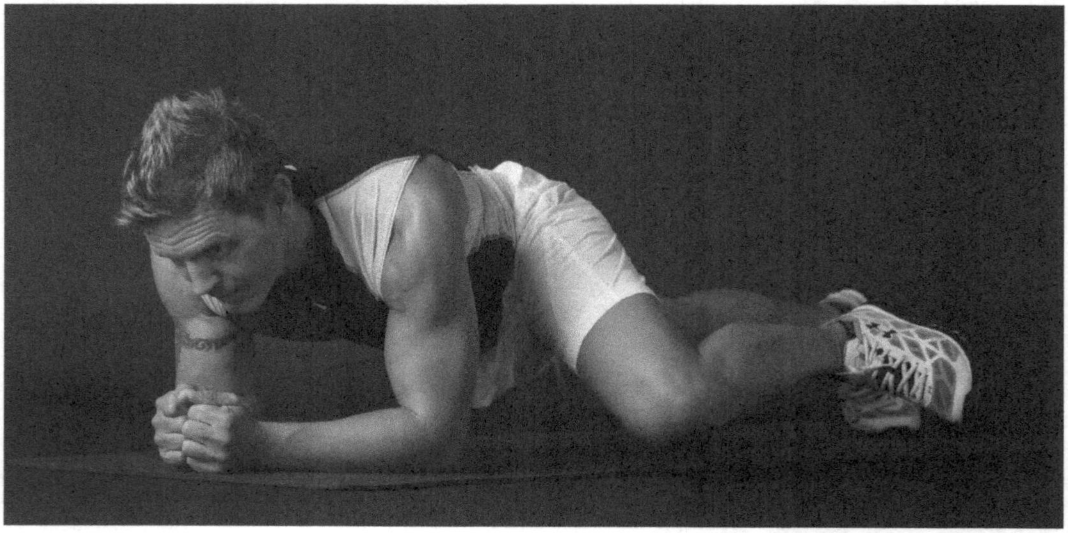

Abb. 11: Planking – side pull

Was trainiert wird: Diese Übung hat zum Ziel, die gesamte Bauch- und Rückenmuskulatur zu trainieren und eine natürliche Atemtechnik während der Trainingsausführung zu erlernen.

Ausgangs- und Endposition: Der Blick ist schräg nach vorne zum Boden gerichtet. Die Gesäß- und Bauchmuskulatur werden fest unter Spannung gehalten. Der gesamte Körper befindet sich in einer Parallelposition zum Boden/zur Matte. Es wird nun im Wechsel das rechte und linke Bein abwechselnd nach vorne in Richtung Ellbogen gezogen.

Wiederholungszahl/Übungsdauer ist im Notfallplan ausgewiesen.

Vorsicht: Der häufigste Fehler tritt im Bereich der Oberkörperstabilisierung auf. Hier muss unbedingt darauf geachtet werden, dass der Rücken ganz gerade bleibt.

Übung 8: »Reverse X-Over« Kräftigung für Schulter-, Arm-, Bein-, Bauch- und Rückenmuskulatur

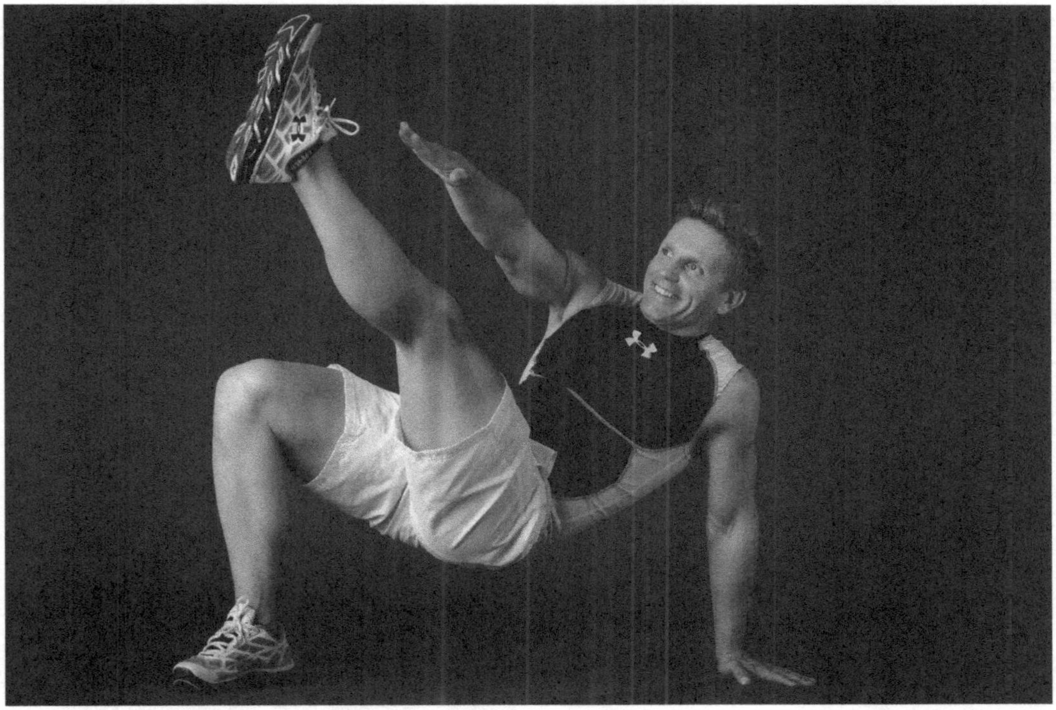

Abb. 12: Reverse X-Over

Was trainiert wird: Diese Übung hat zum Ziel, den gesamten Körper zu kräftigen.

Ausgangsposition: Verkehrte Vierfüßlerposition, wobei beide Handflächen mit den Fingerspitzen zur Seite zeigend am Boden platziert sind. Die Beine werden abwechselnd vom Boden abgehoben und in Richtung des gegengleichen Arms bewegt.

Wiederholungszahl/Übungsdauer ist im Notfallplan ausgewiesen.

Vorsicht: Der häufigste Fehler tritt im Bereich der Oberkörperstabilisierung auf.

Hier muss unbedingt darauf geachtet werden, dass der Rücken ganz gerade bleibt und das Becken nicht zu tief abgesenkt wird.

Übung 9: »Jogging/Running«
Klassisches Training des Herz-Kreislauf-Systems

Was trainiert wird: Diese Übung hat zum Ziel, das gesamte Herz- Kreislauf-System zu trainieren.

Ausgangsposition: In der Ausgangsposition beginnt man, am Stand zu marschieren, danach zu laufen. Die Unterarme werden abwechselnd zur Kniehubbewegung hochgezogen. Die Atmung ist hierbei individuell.

Wiederholungszahl/Übungsdauer ist im Notfallplan ausgewiesen.

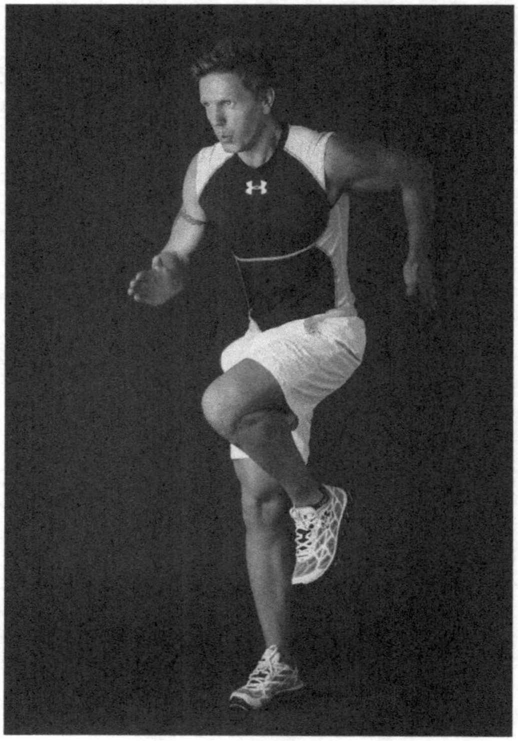

Abb. 13: Jogging/Running

Übung 10: »Front Hop«
Kräftigung der Schultermuskulatur und Herz-Kreislauf-Training

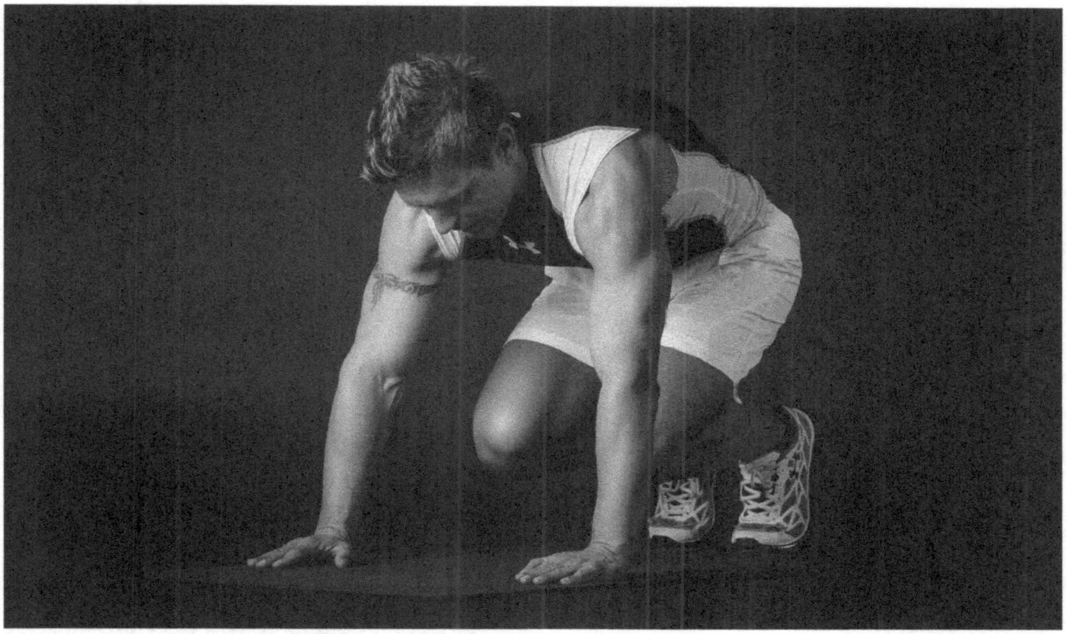

Abb. 14: Front Hop

Was trainiert wird: Diese Übung hat zum Ziel, den gesamten Schulterbereich zu kräftigen, bei gleichzeitigem Training des Herz-Kreislauf-Systems.

Ausgangsposition: Die Übung wird aus der Liegestütz-Position durchgeführt, wobei der Kopf schräg zum Boden zeigt und die Fingerspitzen parallel nach vorne gerichtet sind. Ziehe, nun beide Beine, ohne Schwung aus dem Oberkörper zu nehmen, nach vorne, indem du vorwärts springst und dabei gleichzeitig ausatmest.

Wiederholungszahl/Übungsdauer ist im Notfallplan ausgewiesen.

Vorsicht: Der häufigste Fehler tritt hier bei der Positionierung des Körpers auf. Vermeide unbedingt einen Knick in deinem Beckenbereich. Der Körper soll in der Ausgangsposition in einer geraden Linie (Oberkörper und Bein) gehalten werden.

Übung 11: »Liegestütz Push-up«
Kräftigung der Brust- und hinteren Oberarmmuskulatur

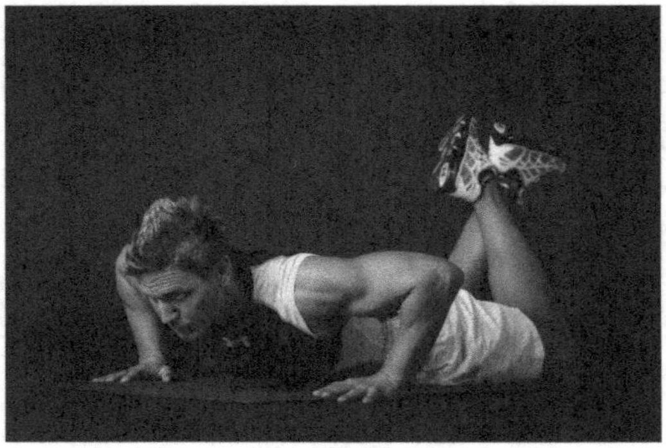
Abb. 15: Liegestütz Push-up

Was trainiert wird: Diese Übung hat zum Ziel, den gesamten Brust- und Trizepsbereich zu kräftigen.

Ausgangsposition: Die Übung wird aus der Bauchlage durchgeführt, wobei der Kopf schräg zum Boden zeigt, die Fingerspitzen parallel nach vorne gerichtet sind und sich die Unterschenkel im 90-Grad-Winkel befinden. Drücke nun den Oberkörper nach oben. Ausatmen während der Hochbewegung.

Steigerungsstufe: Der gesamte Körper wird vom Boden abgehoben.

Wiederholungszahl/Übungsdauer ist im Notfallplan ausgewiesen.

Vorsicht: Der häufigste Fehler tritt hier bei der Position des Ellbogengelenks auf, welches nie ganz gestreckt werden darf.

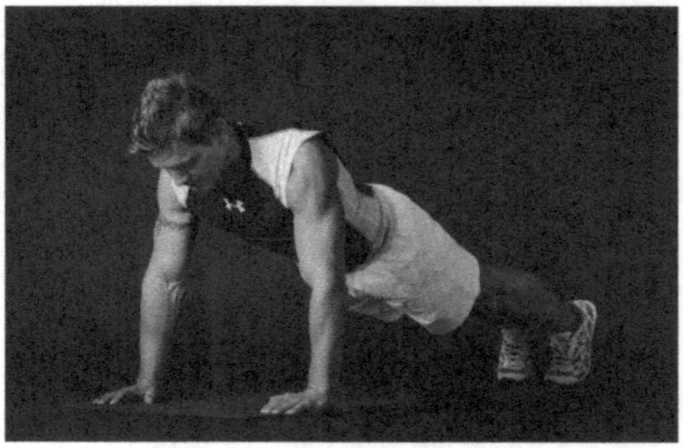
Abb. 16: Liegestütz Push-up Steigerungsstufe

Übung 12: »Liegestütz Side-twist«
Kräftigung der Brust-, Schulter- und hinteren Oberarmmuskulatur

Was trainiert wird: Diese Übung hat zum Ziel, den gesamten Brust-, Schulter- und Trizepsbereich aufzubauen und zu kräftigen.

Ausgangsposition: Die Übung wird aus der Liegestütz-Position durchgeführt, wobei der Kopf schräg zum Boden zeigt, die Fingerspitzen parallel nach vorne gerichtet sind und der gesamte Körper unter Spannung gehalten wird. Drehe nun den Oberkörper zur Seite und strecke den Arm nach oben. Diese Übung wird im Wechsel durch-

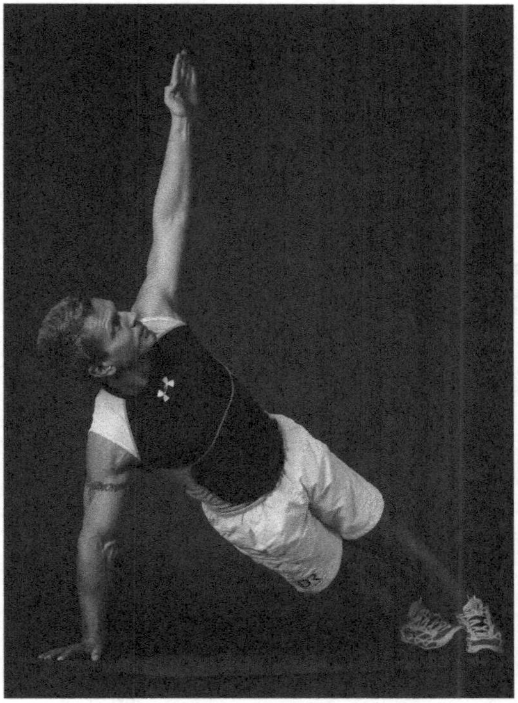

Abb. 17: Liegestütz Side-twist

geführt. Ausatmen während der Hochzugbewegung.

Wiederholungszahl/Übungsdauer ist im Notfallplan ausgewiesen.

Vorsicht: Der häufigste Fehler tritt hier bei der Position des Ellbogengelenks auf, welches nie ganz gestreckt werden darf.

Übung 13: »Jumping Jack«

Klassisches Herz-Kreislauf-Training mit Kräftigung der Beinmuskulatur

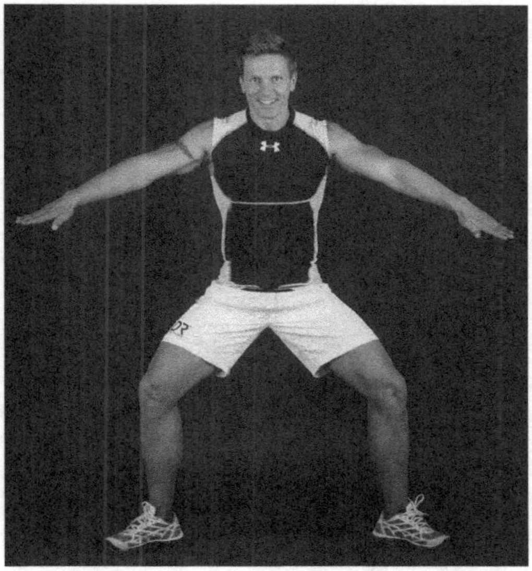

Abb. 18: Jumping Jack

Was trainiert wird: Diese Übung hat zum Ziel, den gesamten Körper zu trainieren, im Sinne eines Herz-, Kreislauf- und Kräftigungstrainings.

Ausgangsposition: Die Beine sind geschlossen und der gesamte Rücken wird gerade gehalten.

Endposition: Die Beine werden durch aktives Springen seitlich gebracht – ebenso die Arme. Ausatmen während der Sprungbewegung. Die Übung wird so schnell wie möglich ohne Pause durchgeführt.

Steigerungsstufe: Verwende kleine Wasserflaschen als »Hantelersatz«.

Wiederholungszahl/Übungsdauer ist im Notfallplan ausgewiesen.

Vorsicht: Der häufigste Fehler tritt hier bei der Position des Kniegelenks auf, welches in der Endposition nie vor den Zehenspitzen sein sollte.

Übung 14: »Deep Squat Position static« Kräftigen der Beinmuskulatur

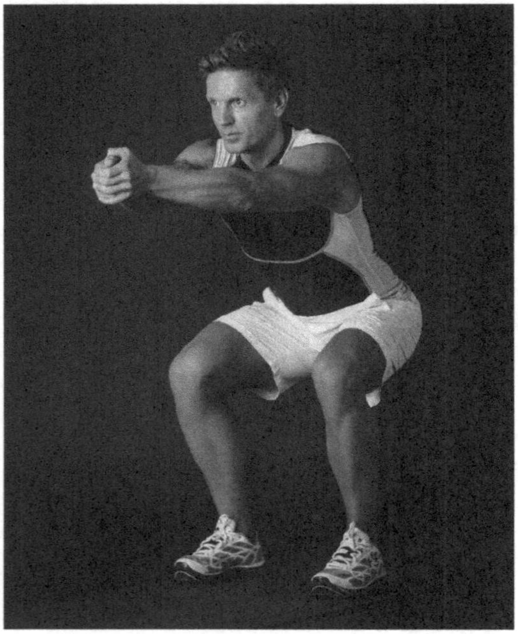

Abb. 19: Deep Squat Position static

Was trainiert wird: Diese Übung hat zum Ziel, die gesamte Beinmuskulatur – statisch – und auch die Gesäßmuskulatur zu kräftigen.

Ausgangsposition: In der Ausgangsposition befindet man sich in einer schulterbreiten Standposition, wobei die Zehenspitzen immer parallel nach vorne zeigen und die Arme in der Hüfte sind. Es werden nun die Kniegelenke immer im 90-Grad-Winkel gehalten. Der Oberkörper bleibt immer ganz gerade. Die Arme können wahlweise in der Hüfte platziert oder nach vorne gegeben werden.

Wiederholungszahl/Übungsdauer ist im Notfallplan ausgewiesen.

Vorsicht: Die Zehenspitzen sollen immer vor den Kniegelenken bleiben.

Übung 15: »Burpees«

Kräftigung des gesamten Körpers und hochintensives Herz-Kreislauf-Training

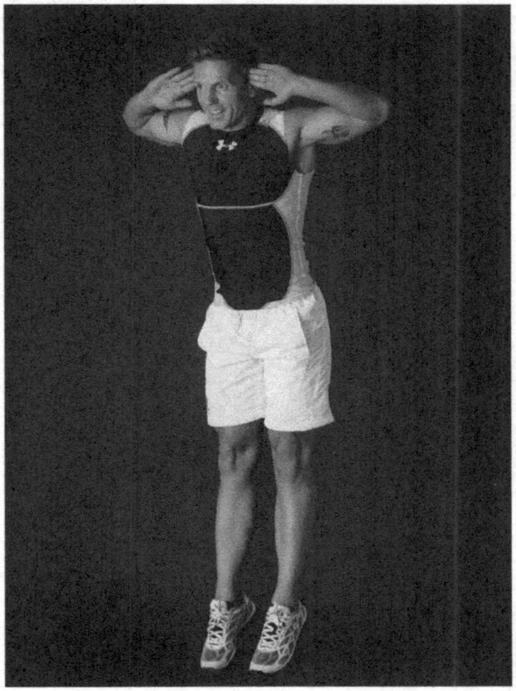

Abb. 20: Burpees

Was trainiert wird: Diese Übung hat zum Ziel, durch eine dynamische Hoch- und Tiefbewegung das gesamte Herz-Kreislauf-System zu kräftigen, wobei durch die intensive Ganzkörperbelastung auch das Muskelsystem gestärkt wird.

Ausgangsposition: Die Übung ist aus der Standposition durchzuführen. Der Oberkörper wird abgesenkt und beide Handflächen am Boden aufgelegt. Die Beine werden mittels Schrittbewegung rückwärts gebracht und der gesamte Körper am Boden aufgelegt und sogleich wieder abgehoben. Mittels Schrittposition wird der Körper in die Hockposition zurückgebracht und ein Sprung nach oben durchgeführt.

Wiederholungszahl/Übungsdauer ist im Notfallplan ausgewiesen.

Steigerungsstufe: Sowohl das Rückwärts- als auch das Vorwärtssteigen wird durch eine aktive Sprungbewegung ersetzt.

Vorsicht: Der häufigste Fehler bei dieser Übung tritt dadurch auf, dass man sie erst gar nicht macht.

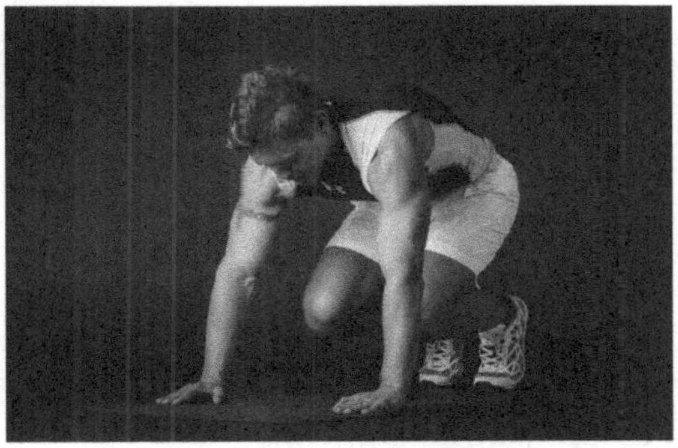

Abb. 21: Burpees Ausgangsposition

Übung 16: »Reverse Bridge«
Kräftigung des gesamten Körpers

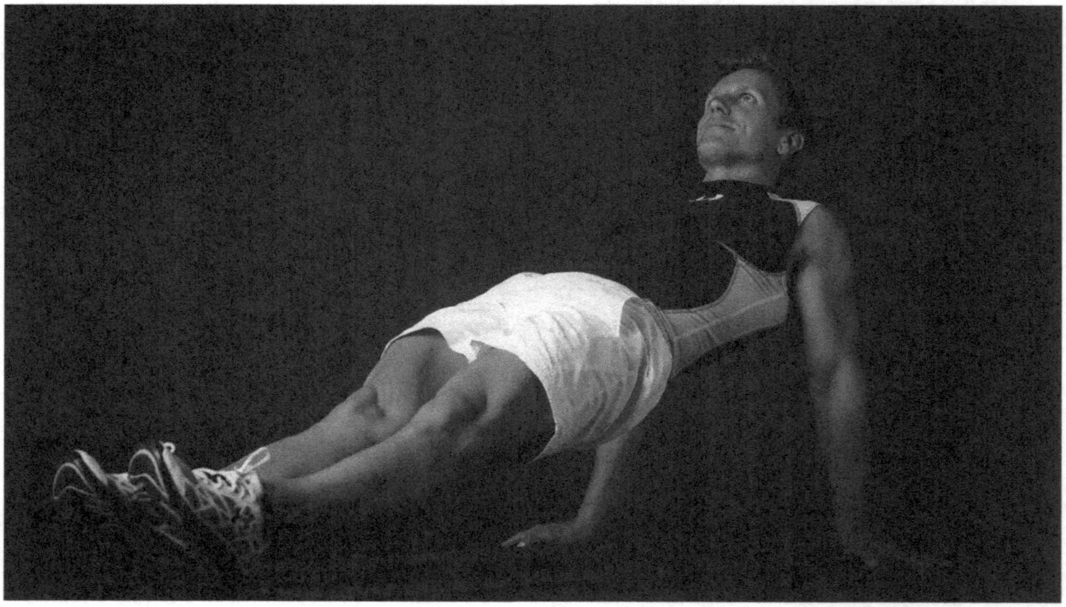

Abb. 22: Reverse Bridge

Was trainiert wird: Diese Übung hat zum Ziel, den gesamten Körper zu kräftigen.

Ausgangsposition: Gestreckte Sitzposition, wobei die Fingerspitzen zur Seite zeigen und die Handflächen leicht außerhalb der Schulterbreite am Boden positioniert werden. Die Fersen berühren einander und der Blick ist schräg aufwärts gerichtet. In dieser Position wird eingeatmet.

Endposition: Ziehe nun den gesamten Oberkörper nach oben, so dass du dich in einer geraden Körperposition befindest. Jetzt zieh dein Bein nach oben und senke es wieder ab. Zieh im Wechsel das rechte und linke Bein nach oben. Ausatmen während der Zugbewegung.

Wiederholungszahl/Übungsdauer ist im Notfallplan ausgewiesen.

Vorsicht: Der häufigste Fehler tritt hier bei der Positionierung des Ellbogens auf. Versuche, das Ellbogengelenk immer in einer geraden Position zu halten. Keinesfalls sollte der Ellbogen überstreckt werden. Falls dies zu anstrengend sein sollte, kannst du diese Übung auch auf den Ellbogengelenken (mit gebeugten Gelenken) durchführen.

Übung 17: »Floor Jack«
Klassisches Herz-Kreislauf-Training in der Liegestütz-Position

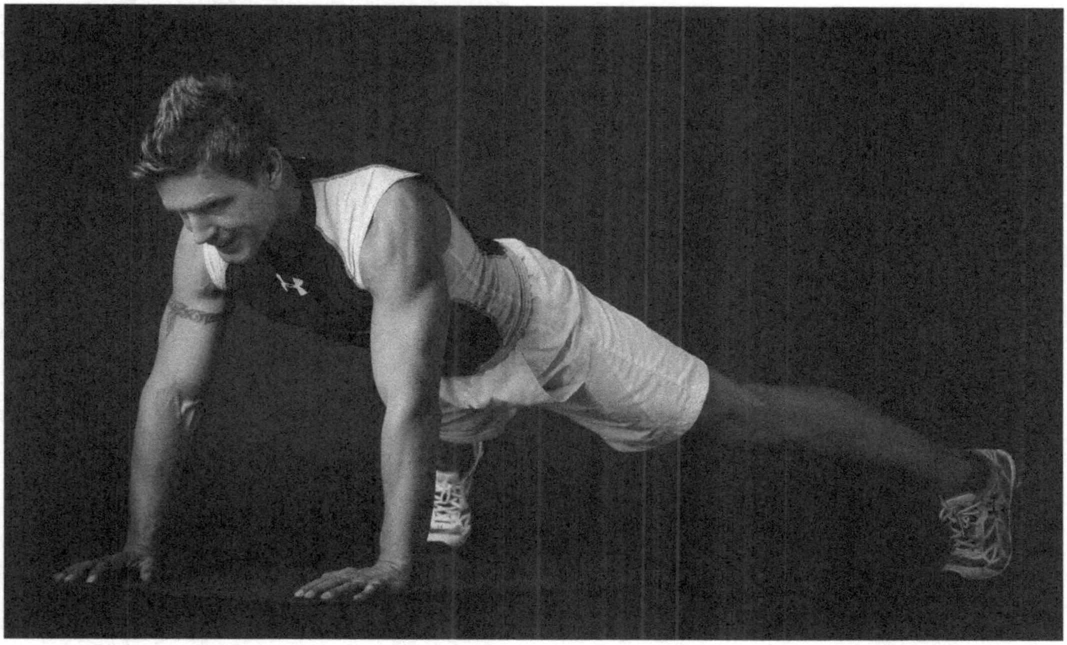

Abb. 23: Floor Jack

Was trainiert wird: Diese Übung hat zum Ziel, den gesamten Körper zu trainieren, im Sinne eines Herz-Kreislauf- und Kräftigungstrainings.

Ausgangsposition: Der Körper befindet sich in der klassischen Liegestütz-Position. Die Beine sind geschlossen und der gesamte Rücken wird gerade gehalten.

Endposition: Die Beine werden durch aktives Springen seitlich gebracht. Ausatmen während der Sprungbewegung. Die Übung wird so schnell wie möglich ohne Pause durchgeführt.

Wiederholungszahl/Übungsdauer ist im Notfallplan ausgewiesen.

Vorsicht: Der häufigste Fehler tritt hier bei der Position des Ellbogengelenks auf, welches in der Übung immer leicht gebeugt sein sollte.

Übung 18: »High Knee Jump« Hochintensives Herz-Kreislauf-Training

Was trainiert wird: Diese Übung hat zum Ziel, durch eine dynamische Sprungbewegung das gesamte Herz-Kreislauf-System zu kräftigen, wobei durch die intensive Ganzkörperbelastung auch das Muskelsystem gestärkt wird.

Ausgangsposition: Die Übung ist aus der Standposition durchzuführen. Der Oberkörper wird nun ganz leicht abgesenkt und mit einem kräftigen Sprung nach oben bewegt. Die Kniegelenke werden in Richtung Brust gezogen. Die Übung so schnell wie möglich ohne Pause durchführen.

Wiederholungszahl/Übungsdauer ist im Notfallplan ausgewiesen.

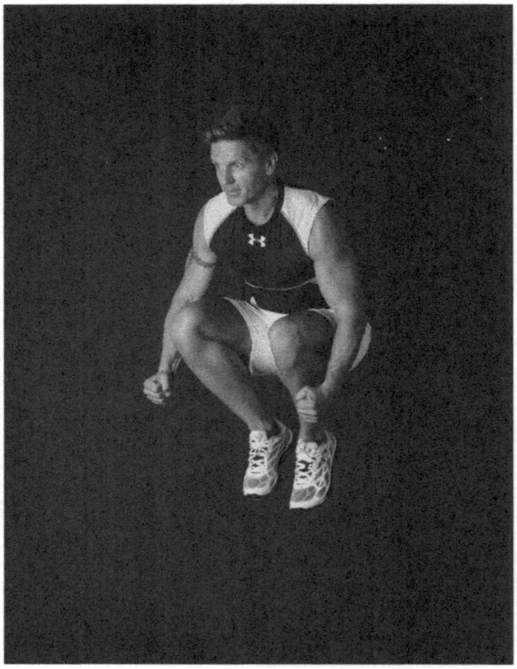

Abb. 24: High Knee Jump

Herz-Kreislauf-Training – Ja, das ist ein MUSS!

Raucher: Pfffuuuhhh! Das ist aber ziemlich anstrengend, nicht wahr? Muss das sein, dass ich es genau so mache?

Daucher: Ja, bitte jede einzelne Übung nach meinen genauen Anweisungen durchführen, sonst besteht erhebliche Gefahr, sich zu verletzen.

Raucher: Ganz ehrlich: Wenn ich alle Übungen machen soll, bin ich tot!

Daucher: Keinesfalls alle Übungen hintereinander machen – der 30-Tage-Notfallplan kommt ja erst. Aber ein ganz wesentlicher Teil fehlt ja noch ...

Raucher: Die Trinkpause?

Daucher: Nein. Das Herz-Kreislauf-Training.

Raucher: Bitte tu mir das nicht an ... Ich HASSE laufen!

Daucher: Klassische Konditionierung. Wenn ich dir das Stichwort »Oktoberfest« gebe, würdest du reflexartig sagen: ...

Raucher: Bier und Brezn!

Daucher: Eben. Dass du dort auch Mineralwasser trinken könntest, wird vom Gehirn oftmals ausgeschalten.

Raucher: Du sagst es ..., der Hirntod bleibt ja bei vielen jahrelang unbemerkt,...

Daucher: Du sprichst aus Erfahrung? Spaß beiseite. Wenn ich von »Herz-Kreislauf- oder Ausdauertraining« spreche, dann könnte das theoretisch auch ein moderater Spaziergang im Park oder eine Runde schwimmen im Bad bedeuten – wichtig ist, dass du dich an die »F.I.T.T.«-Regeln hältst!

Raucher: Was ist das?

Daucher: »F« steht für Frequenz, »I« steht für Intensität, »T« steht für (englisch) Time, also Dauer. Und das letzte »T« steht für (englisch) Type, also Typ.

Die »Frequenz« ist in diesem Zusammenhang *nicht* mit der Herzfrequenz in Verbindung zu bringen, sondern meint die Trainingsfrequenz. Du solltest

- mind. 1.500 kcal pro Woche verbrennen,
- drei- bis viermal pro Woche 45 bis 60 Minuten lang trainieren *oder*
- täglich 30 Minuten (American Heart Association)

Bewegung machen. Entscheidend ist die Regelmäßigkeit.

Die »Intensität« meint die anzustrebende Herzfrequenz. Hier solltest du 65 bis 90 Prozent der maximalen Herzfrequenz oder 50 bis 85 Prozent der VO_2max. (durchschnittlichen maximalen Sauerstoffaufnahmekapazität erreichen) – bei Anfängern reichen auch Intensitäten von 55 bis 64 Prozent der maximalen Herzfrequenz aus (oder 40 bis 49 Prozent der VO_2max). Die maximale Herzfrequenz berechnet man am besten wie folgt: 220 minus das Lebensalter (Schätzung).

In diesem Zusammenhang gibt die sogenannte »Borg-Skala« eine gute Rückmeldung, ob du im richtigen Pulsbereich trainierst. Schätze dich mal selbst ein (Frage dich: Auf einer Skala von eins bis 20 liegt die momentane Anstrengung bei ...):

Die Intensität meint die anzustrebende Herzfrequenz.

Intensität in % der VO_2max	RPE, Borg-Skala	Beurteilung der Belastung
< 30%	< 10	Sehr leicht
30–49%	10–11	Leicht
50–74%	12–13	Etwas anstrengend
75–84%	14–16	Schwer
> 85%	> 16	Sehr schwer

Abb. 25: Borg-Skala
Skala des subjektiven Belastungs- und Dyspnoe-Empfindens nach Borg 1970, modifiziert von Dickhuth und Löllgen 1996 (RPE = received perception of exertion = Herzfrequenz x 0,1).

Raucher: Was heißt das jetzt übersetzt? So, dass es ein Laie, wie ich einer bin, auch versteht.

Daucher: Ganz einfach: Du kannst laufen, Rad fahren, walken, schwimmen – was immer du gerne an Herz-Kreislauf-Aktivitäten setzen möchtest – in einem Intensitätsbereich, der sich auf einer Skala von eins bis 20 bei circa 12 bis 13 befindet. Du solltest deinem subjektiven Empfinden am ehesten trauen. Oder, anders formuliert: Du bist wahrscheinlich im optimalen Fettverbrennungsbereich, wenn du immer noch einen Witz erzählen kannst.

Raucher: Apropos. Kennst du den: Gestern habe ich so viel Wodka getrunken, dass ich heute Morgen mit einem leichten russischen Akzent aufgewacht bin ...

Daucher: Das glaube ich dir sogar!

Aber jetzt geht's ans Eingemachte ... jetzt folgt nämlich dein 30-Tage-Notfallplan, an den du dich strikt halten musst, wenn du dein Ziel, vier bis fünf Kilogramm weniger und eine sicht- und spürbare Muskelkräftigung, erreichen möchtest ...

Der 30-Tage-Notfallplan

Ziel: Gewichtsreduktion von 4 bis 5 kg (Männer) und 2 bis 4 kg (bei Frauen).

Geeignet für: Anfänger und Menschen mit geringer Trainingserfahrung.

Hinweis: Sollten während des Trainings Schmerzen auftreten, Training sofort beenden!

Nicht vergessen: Der Zeitaufwand/Trainingseinheit liegt bei etwa 35 bis 45 Minuten pro Tag. Erinnern Sie sich immer daran: *»GEHT NICHT – GIBT'S NICHT«*, und auch wenn einige Personen aus Ihrem Bekanntenkreis meinen: »Du schaffst das NIE!« – das sollte eigentlich ein zusätzlicher Motivationsfaktor sein, die Zweifler eines Besseren zu belehren!

Der vollständige Notfallplan ist ab Seite 93 abgebildet.

Übrigens können Sie den Notfallplan auch unter diesem Link downloaden:

http://geht-nicht-gibts-nicht.goldegg-verlag.com

So! Geschafft! Sehen Sie? War doch gar nicht so schwer.

Aber das Training muss nun kontinuierlich weitergehen. Falls die Trainingsroutine den gewünschten Effekt gebracht hat, dann soll das Grundgerüst weiterhin aufrechterhalten bleiben und lediglich um geringfügige Impulse erweitert werden. Ideen bezüglich neuer Trainingsinhalte (und deren detaillierte Beschreibung) finden Sie unter Kapitel 5 ab Seite 85 in diesem Buch.

3

Ernährung – wenn ich nur aufhören könnte …

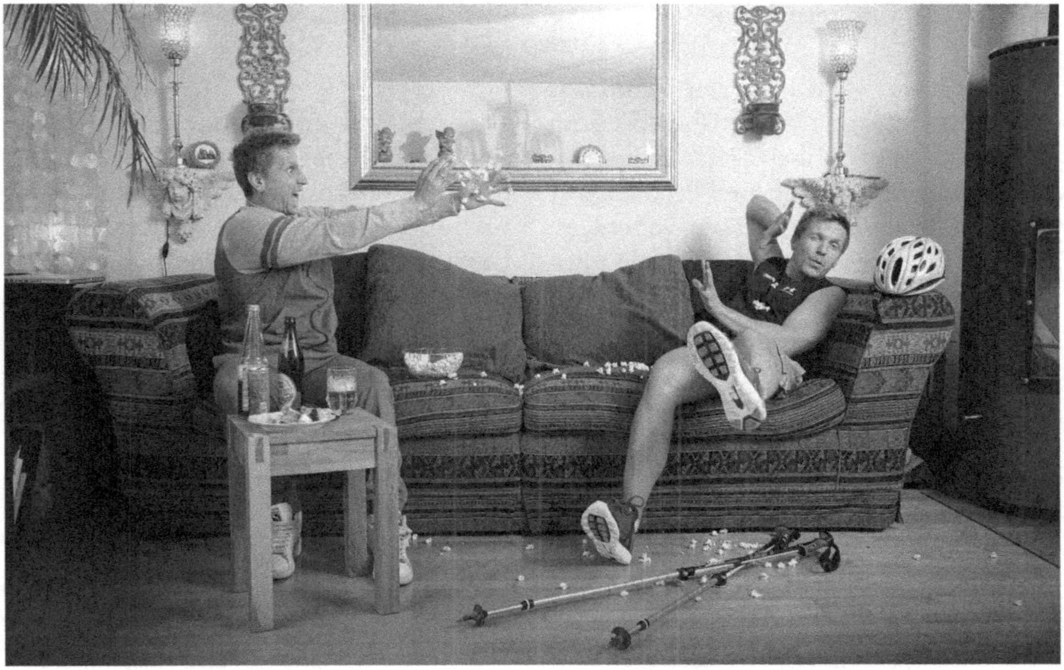

Raucher: Also, der erste Schritt ist einmal getan … Nun folgt der zweite! Für mich ist es der schwierigste überhaupt. Mein Essen und Trinken lasse ich mir nur ungern vorschreiben.

Daucher: Das ist nicht so schlimm, wie du es dir vorstellst! Aber vielleicht helfen dir ein paar Fakten, Zahlen und Daten, damit ich dir vor Augen führen kann, wieso ausgewogene Ernährung so wichtig ist:

Heutzutage leidet ein Viertel der Erwachsenen an Herz-Kreislauf-Erkrankungen einschließlich Bluthochdruck. Jede fünfte Frau und jeder siebte Mann hat chronische Rückenschmerzen, die mitunter mit falscher Ernährung zu tun haben können. Hinzu kommt, dass mehr als jedes fünfte

Kind beziehungsweise jeder fünfte Jugendliche Symptome einer Essstörung aufweist. Übrigens: Unsere Kinder sind die erste Generation, die eine kürzere Lebenserwartung hat als ihre Eltern ...

Ältere und hochbetagte Menschen sind wiederum eine besondere Risikogruppe für Mangel- und Unterernährung.

Starkes Übergewicht hingegen begünstigt die Krebsentstehung, da der Überschuss an Körperfett in verschiedene Hormonkreisläufe und in den Zucker- und Fetthaushalt eingreift. Neue Daten belegen außerdem, dass 5,4 Prozent aller Krebserkrankungen bei Frauen und 1,9 Prozent bei Männern mit einem erhöhten BMI (Body-Mass-Index) zusammenhängen. Das betrifft vor allem Tumorerkrankungen der Speiseröhre, des Darms und der Niere bei Männern sowie der Gallenblase, der Eierstöcke, der Gebärmutter und Brustkrebs nach dem Wechsel bei Frauen. Übergewicht und Adipositas (Fettleibigkeit) sind maßgeblich beteiligt an der Entstehung von Zivilisationskrankheiten wie Herz-Kreislauf-Erkrankungen, Diabetes mellitus Typ 2 sowie Rücken- und Gelenksbeschwerden. Eine bedarfsgerechte Versorgung mit Nährstoffen und ausreichend Bewegung bilden daher die Grundlage für Gesundheit und Leistungsfähigkeit.

So! Was sagst du jetzt?

Raucher: Oje! War mir klar ... Pommes und Schnitzel sind nicht so wirklich gesund, aber meine Petersilienkartoffeln und Nudeln lasse ich mir von dir nicht madig machen. Ich habe keine Lust dazu, nur noch Salat und Karotten zu essen wie ein Hase!

Daucher: Ich sehe an deinen Ohren, dass du kein Hase bist. Aber es wäre günstig, einen gesunden Mittelweg zu beschreiten, um deinen Kugelbauch ein wenig in den Griff zu bekommen, denn der wird dich langfristig krank machen.

Dass schlechte Ernährung ein Risikofaktor für manche Krebsarten sein kann, habe ich ja bereits erwähnt – was meiner Meinung nach aber viel spannender ist: Kann man im Umkehrschluss auch Tumore mit »richtiger Ernährung« behandeln oder vielmehr quasi »aushungern«?

Da geistert im Moment das Schlagwort der »ketogenen Diät« durch die Medien, und ich muss sagen: Der aktuelle Forschungsstand ist äußerst vielversprechend. Bei dieser Art der Ernährung werden zuckerhaltige Lebensmittel wie Brot, Nudeln, Kartoffeln und Einfachzucker auf ein Minimum von unter 30 Gramm pro Tag reduziert. Fleisch, Fisch sowie gesunde (mehrfach ungesättigte) Fette und Öle werden hingegen stark erhöht. Und als Resultat dieser Umstellung werden sogenannte Ketonkörper verbrannt (das ist so, als würde man von Benzin- auf Kerosinantrieb umstellen – man fühlt sich vitaler und voller Lebensenergie ...).

Raucher: Klingt interessant. Nachdem ich ja auch ein Problem mit dem Blutdruck habe: Wie wirken sich Salz und

Zucker auf ihn aus? Ich bin sehr brav und verzichte schon zum Großteil auf Salz – beim Zucker tu ich mir schwer …

Daucher: … und genau umgekehrt sollte es eigentlich sein, wenn du Blutdruckprobleme hast. Eine US-Studie zeigt, dass Zucker einen viel größeren Einfluss auf den Blutdruck hat als Salz (hier liegt die optimale Grenze bei circa 3 bis 3,5 Gramm pro Tag). Insbesondere Fruktose (Fruchtzucker) – und hier speziell Fruktosesirup, wie er häufig als Süßstoff für Lebensmittel verwendet wird – wirkt sich fatal auf Herz-Kreislauf-Erkrankungen aus.

Raucher: Gut, und wenn wir schon dabei sind: Wie schaut es denn mit dem Cholesterin aus? Ist bei mir – du ahnst es sicher schon – zu hoch … Was hilft denn am besten?

Daucher: Mit einer Avocado pro Tag gelingt es relativ einfach, das LDL (Low Density Lipoprotein – also das schlechte Cholesterin) zu senken – das zeigt eine Studie der American Heart Association.

Raucher: Esse ich selten, aber werde ich ausprobieren! Ich meine, was bedeutet denn überhaupt »richtige Ernährung« deiner Meinung nach?

Daucher: Beiträge zum Thema richtige Ernährung zieren allzeit nicht nur Titelseiten unzähliger Bücher und Magazine – gesunde Ernährung erobert immer mehr auch die Kanäle der TV-Sender. Die Schreckensherrschaft der Diäten hat uns fest im Griff. Eigentlich hätte es sie niemals geben dürfen, denn die Erfahrungen unserer Vorfahren sind über 10.000 Jahre alt und genügen bei Weitem, um sich gesund und bewusst zu ernähren. Ursprünglich gewachsen aus der Verbindung von Hirten, Bauern und Fischern mit der Natur, ist uns diese Natürlichkeit der Nahrungsaufnahme leider abhandengekommen. Die Zutaten kamen früher vor allem aus dem Garten: Gemüse in Hülle und Fülle! Im mediterranen Bereich war Olivenöl die Hauptfettquelle. Tierische Lebensmittel wurden in Maßen gegessen: Milchprodukte täglich in kleinen Mengen. Fisch, Geflügel und Eier einige Male pro Woche, rotes Fleisch nur an wenigen Tagen pro Monat. Wein wird regelmäßig (aber in Maßen) getrunken. Der Reichtum an Kräutern und Gewürzen sowie die aromatische Vielfalt garantierten auch dem Feinschmecker immer wieder neue kulinarische Genüsse. Die traditionelle Mittelmeerküche beispielsweise wird heute von Wissenschaftlern vor allem Patienten mit beginnender Arterienverkalkung empfohlen. Sie hilft dabei, die erhöhten Cholesterin- und Blutfettwerte zu senken und innerhalb kurzer Zeit schlanker zu werden – und schlank zu bleiben. Die über Generationen erprobten Rezepte sind der Ausweg aus dem endlosen Labyrinth von Übergewicht, einschränkenden Diäten, Kalorienwahn und ewigem Jo-Jo-Effekt.

Eine Avocado pro Tag hilft sehr gut dabei, das Cholesterin zu senken.

Raucher: Ich bitte dich … Reden wir jetzt tatsächlich über unsere Vorfahren, die seit Hunderten – ja – Tausenden Jahren tot sind?

Daucher: Müssen wir unbedingt! Denn unser Stoffwechsel orientiert sich nach wie vor an dem kalorischen Verbrauch von vor Zigtausenden Jahren. Wir haben damals annähernd dasselbe (an Kalorien) zu uns genommen wie jetzt auch: in etwa 3.000 kcal pro Tag. Mit dem Unterschied, dass wir uns *jetzt* nur etwa 600 bis 800 Meter bewegen und unsere Vorfahren damals täglich 15 bis 20 Kilometer gelaufen sind (jagen, ernten etc.)

Raucher: Also bitteschön, mein lieber Roman Daucher: Essen ist doch nicht nur etwas Mechanisches, also die pure Aufnahme von Mineral- und Vitalstoffen oder Vitaminen. Kochen und Essen ist für mich etwas Lustvolles, das ich beispielsweise auch gerne mit Freunden teile. Wir alle genießen ein aufwendig und sorgfältig zubereitetes Gericht mit Liebe zum Detail. Und nicht umsonst gibt es seit vielen Jahren derart zahlreiche Kochsendungen und immer wieder neue Kochbücher mit noch extravaganteren Rezepten.

Natürlich muss ich abnehmen! Aber ich habe bis dato noch keine Ernährungsstrategie gefunden, bei der dies dauerhaft möglich wäre, ohne dabei die Lebensfreude zu verlieren.

Ich habe dennoch in Anfällen von Gesundheitswahn schon viele Ernährungsumstellungen ausprobiert: Kohlsuppendiät, Metabolic Balance, Atkins-Diät oder Montignac … Aber am Ende des Tages waren es defizitäre Diäten, die einzig und allein eine kalorienreduzierte Nahrungsaufnahme zum Inhalt hatten und langfristig nicht den gewünschten Erfolg gebracht haben … Und jetzt kommst du an und möchtest mir eine absolut neue Wunderwaffe ans Herz legen – da bin ich aber wirklich gespannt!

Unser Stoffwechsel orientiert sich nach wie vor an dem kalorischen Verbrauch von vor Zigtausenden Jahren.

Daucher: Glaub mir: Das Rad habe ich nicht neu erfunden. Das Einzige, was ich dir anbieten kann, ist lediglich eine vernünftige Vorgehensweise, so wie ich sie bereits hundertfach an meinen Personaltraining-Kunden ausprobiert habe. Und eines kann ich garantieren: Sie funktioniert!

Ich habe Manager, gestresste Powerfrauen und auch Spitzensportler beraten, und alle brachten Einwände wie du. Aber es funktioniert. Nach dem Motto: »Geht nicht, gibt's nicht!« Natürlich ist es eine Umstellung, und du musst es wirklich wollen und auch konsequent sein – das ist dein Part. Den kann ich dir nicht abnehmen. Den kann dir niemand abnehmen. Das ist das eigentliche

Problem. Aber dafür gibt's die verschiedensten Tricks und Tipps, die es dir leichter machen …

Alle Diäten, die du erwähnt hast, haben ihre Berechtigung; sie helfen den Menschen dabei, den ersten Schritt in Richtung Abnehmen und verbesserter körperlicher Konstitution zu tun.

Bei Metabolic Balance gefällt mir beispielsweise der Mahlzeitenrhythmus: drei Mahlzeiten pro Tag, dazwischen nichts oder nur Kleinigkeiten essen, damit die Bauchspeicheldrüse wenig bis gar kein Insulin produzieren kann.

Atkins' Protein-Wahnsinn ist in einer ersten Akutphase sicherlich empfehlenswert, danach aber durchaus zu hinterfragen …

Die Kohlsuppendiät ist als alternative Darm-Reinigungsform mit Sicherheit eine Option. Der Nachteil daran: Diese Diät kann man eigentlich nur in einem Single-Haushalt durchführen.

Mein *30-Tage-Notfall-Ernährungsprogramm* setzt sich aus den wesentlichen Zügen all dieser Diäten zusammen: Ich habe mir nur die Rosinen herausgepickt und ein eigenes Programm daraus entwickelt, das auch dir helfen wird.

Übrigens: Solltest du den Schritt zum Veganer wagen, dann hätte das auch durchaus Vorteile für dich! Eine Studie der Harvard Universität kommt zum Schluss, dass vegane Ernährung schneller zum Abnehmerfolg führt als eine beispielsweise rein eiweißreiche Diät (ketogene Diät). Das liegt insofern auch voll im Trend, als dass die WHO den übermäßigen Konsum von Wurst (und generell Fleischwaren) als »krebserregend« eingestuft hat. 100 Gramm Fleisch pro Tag kann unser Körper problemlos abarbeiten (Urikase, welche die Zellkerne von Muskelfleisch aufspalten kann). Alles, was darüber hinausgeht, ist schädlich … Ja, ja, es ist so: Die Dosis macht das Gift. Aber nun nochmals zur Studie: Die Autoren vermuten, dass »der massive Anteil von Vollkornprodukten, Früchten und Gemüse mit hohem Faseranteil dazu führen könnte, dass die Nahrung verzögert über den Darm aufgenommen wird und sich zudem die gesamte Magen-Darm-Passage verlangsamt«. Sie halten dies für einen der Mechanismen, die zu dem guten Abspeck-Erfolg beitragen. (Wenn es dich näher interessiert: Nachlesen kannst du das in einem Artikel der FAZ vom 14. Juli 2015, von Christina Hucklenbroich, »Ist vegane Ernährung die perfekte Schlankheitskur?«.)

Die 30-Tage-Notfall-Diät nach Roman Daucher

Daucher: So also lauten meine grundlegenden Regeln meiner *30-Tage-Notfall-Diät*:

- Beginne den Tag mit einem großen (0,5 l) Glas heißem Wasser.
- Nimm zur Stärkung deines Immunsystems Propolis und zur Entgiftung Spirulina-Algen laut Anleitung (jodfrei).
- Frühstücke nicht vor acht Uhr (Reinigungsprozess vom Vortag abwarten).
- Mach zumindest vier Stunden Pause zwischen den großen Mahlzeiten.
- Zwischenmahlzeiten solltest du bis längstens 16 Uhr zu dir genommen haben.
- Woche eins und zwei sind ident – genauso wie Woche drei und vier.
- Solltest du keinen Kaffee mögen: Grüntee ist genauso gut.
- Falls du eine Laktoseintoleranz hast: Schaf- oder Ziegenjoghurt verwenden.
- Falls du gar keine tierischen Produkte verwendest: Stelle statt Milch auf Mandel- oder Reismilch um und statt der im Plan angeführten Eiweißquellen (Ei, Mozzarella, Fleisch) auf Bohnen, Couscous, Bulgur, Sojaprodukte und Amarant.

Das Ziel dieser 30 Tage ist es, Gewicht zu verlieren und die Vitalität anzuheben. Keine Angst: Es ist *kein* »Suicide Plan«, also ein Plan, wo man die Nerven wegschmeißt. Es sind ausreichend Nährstoffe im Plan enthalten. Einfach ausprobieren und immer daran denken: *Geht nicht, gibt's nicht!*

Und der Einfachheit halber gibt es diesen Plan auf http://geht-nicht-gibts-nicht.goldegg-verlag.com

30-Tage-Notfall-Diät nach Roman Daucher

Woche 1–2

Grundregeln: Kein Zucker, wenig Öl, kein Alkohol, keine Limonade; nur Wasser oder Mineralwasser trinken, wenig Salz
Additiv: Propolis und Spirulina-Algen (beides in Kapselform)
Wichtig: Jeden Tag gleich nach dem Aufstehen 0,5 Liter warmes/heißes Wasser trinken

	Früh	Mittag	Abend	Getränk
Samstag	schwarzer Kaffee 1 Portion Goldhirse mit Joghurt und Früchten	2 Tomaten 2 harte Eier 1 Kornspitz	1 Portion Mozzarella mit Tomaten viel Essig	2–3 l stilles Wasser 1 Tasse Brennnesseltee Zwischendurch: Karotten und Paprika
Sonntag	Grüntee (1 Tasse) Kornspitz mit Putenbrust	1 Hühner- oder Putenschnitzel Salat (Blattsalate) viel Essig	1 große Ananas 1 1%-Joghurt	2–3 l stilles Wasser 1 Tasse Brennnesseltee Zwischendurch: Reiswaffeln
Montag	schwarzer Kaffee 1 Kornspitz	2 harte Eier 2 Teller Gemüsesuppe 1 Kornspitz Info Suppe: ev. mit Kohl	10 dag Rindersaftschinken 2 Tomaten	2–3 l stilles Wasser 1 Tasse Brennnesseltee Zwischendurch: Himbeeren (1 kleine Tasse)
Dienstag	Grüntee 1 Kornspitz mit Putenbrust	1 Steak Salat (Blattsalate) viel Essig	Petersilienkartoffeln Gurkensalat	2–3 l Mineralwasser 1 Tasse Brennnesseltee Blutreinigungstee
Mittwoch	schwarzer Kaffee 1 Kornspitz	2 harte Eier 1 Packung Thunfisch 1 Kornspitz	20 dag Schinken Obst (keine Bananen)	2–3 l stilles Wasser 1 Tasse Brennnesseltee Zwischendurch: Reiswaffeln
Donnerstag	Schwarztee mit Zitrone 1 Portion Goldhirse mit Joghurt und Früchten	2 Tomaten 2 harte Eier 1 Kornspitz	Essen egal was und egal wieviel	2-3l stilles Wasser 1 Tasse Brennesseltee Brombeeren (kleine Tasse)

30-Tage-Notfall-Diät nach Roman Daucher				
Freitag	schwarzer Kaffee 1 Kornspitz	halbes Grillhuhn Blattsalat	Spargel und Tomaten Obst (keine Bananen) 1 Kornspitz	2–3 l stilles Wasser 1 Tasse Brennesseltee
Woche 3–4				
Grundregeln: Kein Zucker, wenig Öl, kein Alkohol, keine Limonade; nur Wasser oder Mineralwasser trinken, wenig Salz **Additiv:** Propolis und Spirulina-Algen (beides in Kapselform) **Wichtig:** Jeden Tag gleich nach dem Aufstehen 0,5 Liter warmes/heißes Wasser trinken				
Samstag	schwarzer Kaffee Früchte (keine Bananen)	2 Tomaten 2 harte Eier 1 Kornspitz	1 Tofu-Salat Salat (kein Blattsalat) viel Essig	2–3 l stilles Wasser 1 Tasse Brennnesseltee Zwischendurch: 75–100 g Cashewnüsse
Sonntag	schwarzer Kaffee 1 Schüssel Haferbrei mit Früchten	1 Steak Salat (Blattsalate) viel Essig	1 gr. Ananas 1 1%-Joghurt	2–3 l stilles Wasser 1 Tasse Brennnesseltee Zwischendurch: 2 Bananen (klein)
Montag	schwarzer Kaffee 1 Schüssel Goldhirse mit Früchten	2 harte Eier 1–2 Schüsseln Reis Blattsalat	1–2 Schüsseln Kohlsuppe 1 Kornspitz	2–3 l stilles Wasser 1 Tasse Brennnesseltee Zwischendurch: 1 Joghurt (0,1 % Fett)
Dienstag	schwarzer Kaffee 1 Kornspitz	1 Hühner- oder Putenschnitzel (oder 1 Steak) Salat (Blattsalate) viel Essig	1–2 Schüsseln Reis Gurkensalat	2–3 l stilles Wasser 1 Tasse Brennnesseltee 1 Tasse Blutreinigungstee
Mittwoch	Grüntee 1 Kornspitz	2 Tomaten 1–2 Schüsseln Reis 1 Kornspitz Blattsalat mit viel Essig	20 dag Schinken Obst (keine Bananen)	2–3 l Mineralwasser 1 Tasse Brennnesseltee Zwischendurch: Kürbiskerne

30-Tage-Notfall-Diät nach Roman Daucher				
Donnerstag	Schwarztee mit Zitrone 1 Portion Goldhirse mit Joghurt und Früchten	2 Tomaten 2 harte Eier 1 Kornspitz	Essen egal was, egal wie viel	2–3 l stilles Wasser 1 Tasse Brennnesseltee 1 Packung Ananas
Freitag	schwarzer Kaffee 1 Kornspitz	halbes Grillhuhn Blattsalat	Zucchini und Tomaten Obst (keine Bananen) 1 Kornspitz	2–3 l stilles Wasser 1 Tasse Brennnesseltee

Raucher: Gut ... das werde ich so ausprobiere. Nur: Es heißt *kein Alkohol*! Wie ist das zu verstehen? Wirklich *gar kein Alkohol*?

Daucher: Alkohol ist dein Feind!

Raucher: Da bin ich aber froh, denn Jesus sagt: »Liebe deinen Feind ...« – Problem gelöst!

Daucher: Netter Versuch! Während dieser 30 Tage bitte keinen Alkohol und auch keine Limonade ...

Raucher: Okay, aber auch diese 30 Tage werden irgendwann einmal vorübergehen – so hoffe ich doch –, und was dann? Ich kann doch bitte nicht bis an mein Lebensende diese »Diät« machen. Das halte ich sicherlich nicht durch.

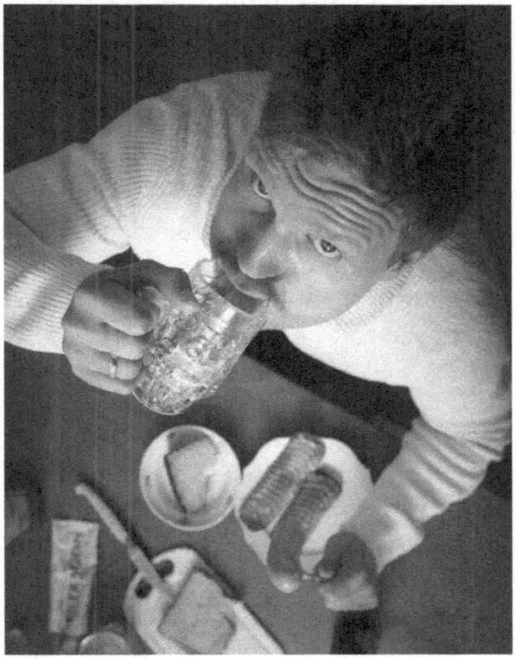

Daucher: Musst und sollst du ja auch gar nicht! Das eine Monat hältst du schon durch, wenn du wirklich willst.

Es geht dabei darum, dein Ernährungsverhalten auf »nachhaltig gesund« umzustellen. Dein Körper, deine Gesundheit werden es dir danken.

Es geht immer um dasselbe Thema: adäquate Ernährung! Übrigens kannst du auch Mangelerscheinungen haben, hast du das gewusst?

Welche Mangelerscheinungen habe ich?

Daucher: Früher stand die pure Versorgung mit Nährstoffen im Mittelpunkt – um Mangelerscheinungen (Energie; Vitamine, Spurenelemente) zu vermeiden. Heute spielt auch die Aufnahme von Schutzstoffen (Antioxidantien, andere sekundäre Pflanzeninhaltsstoffe [Glucosinolate, Isoflavone, Polyphenole ...]) eine Rolle. Es geht also um Lebensmittel, Lebensmittelbestandteile oder veränderte Lebensmittel, die über die traditionellen Nährstoffe hinaus Inhaltsstoffe enthalten, die gesundheitlichen Nutzen erbringen. Die vorbeugende Bedeutung der Nahrungsmittelzufuhr ist im Vordergrund. Wir sollten uns also ernähren, um *nicht* krank zu werden ... Leider ist momentan genau das Gegenteil der Fall.

Es hat sich in den letzten Jahren die Sichtweise von Ernährung radikal verändert. Man weiß, dass man vom generellen zum individuell festgelegten Ernährungsbedarf umschwenken sollte. Haben sich früher alle Ernährungsempfehlungen auf Großgruppen (Erwachsene, Jugendliche, Schwangere, Ältere) bezogen, verlangt heute der individuelle Bedarf auch nach individueller Versorgung. Das heißt, jeder Mensch hat andere Defizite und Bedürfnisse was Ernährung betrifft, weshalb jeder auch eine individuelle Statuserhebung machen sollte.

Bei einem Bauarbeiter beispielsweise kann es zu einer Vitamin-C- und Magnesium-Unterversorgung kommen, zumal eine körperlich fordernde Arbeit diese Nährstoffe schneller »ausschwemmt«, was wiederum zum Verlust von Immunabwehr und somit zu Erkrankungen führen kann. Als Schichtarbeiter ist der Kohlehydratstoffwechsel in einem Ungleichgewicht, was mitunter zu Stoffwechselproblemen (Über- oder Untergewicht) führen kann. In Summe also lauter Unannehmlichkeiten, die man am besten durch eine genaue Diagnose in den Griff bekommen kann. Denn, wenn ich weiß, was mir fehlt, dann kann ich auch entsprechend handeln!

Selbstdiagnosen sind gefährlich!

Raucher: Okay, und wie krieg ich raus, was mir fehlt?

Daucher: Um deine Defizite festzustellen, eignet sich am besten ein Bluttest. Ich empfehle dir, ein großes Blutbild anfertigen zu lassen. Je nachdem, welche Mängel du hast, solltest du als erste Maßnahme mit einer Ernährungsumstellung beginnen. Nach einem halben bis Dreivierteljahr lässt du die Werte erneut überprüfen, um festzustellen, wie sie sich verändert haben. Ist dein Blutbild dagegen völlig in Ordnung, reicht es, wenn du es einmal im Jahr nachkontrollieren lässt. Das Blutbild muss unbedingt von einem Arzt interpretiert werden. Selbstdiagnosen sind nicht nur gefährlich, sondern meistens auch unspezifisch.

Umseitig eine Übersicht der einzelnen Parameter.

Blutwert-Bezeichnung	Mögliche Ursache bei einer Abweichung	Möglichkeiten der Verbesserung von diesen Abweichungen durch ...
	Blutbild	
Erythrozyten	Anämie, Eisenverwertungsstörungen, Defekte der Erythrozytenmembran, Antikörper, physikalische Einflüsse wie etwa künstliche Herzklappe, Verbrennungen	... gesunde ausgewogene Ernährung mit gelegentlichem Fleischkonsum
Hb (Hämoglobin)	Eisenmangel, Mangel an Vitaminen der B-Gruppe u./oder Folsäure, Störung der Blutbildung, spezielle Blutkrankheiten	... gesunde ausgewogene Ernährung mit gelegentlichem Fleischkonsum
Leukozyten	+ Bakterieller Infekt liegt vor - Virusinfekt, häufig bei Sportlern	... vitaminreiche Kost, ausreichende Bewegung (Immunabwehr stärken)
HKT (Hämatokrit)	+ zu hohe Flüssigkeitsverluste des Körpers, Hinweis auf Bluterkrankung	... Ersatz des Flüssigkeitsverlusts, spezielle Therapie bei Bluterkrankung
Thrombozyten	+ angeborene, verminderte Bildung im Knochenmark, Schädigung der Thrombozyten bzw. erhöhter Verbrauch durch Autoantikörper oder postinfektiös, Vitamin-B12-Mangel, Folsäure-Mangel, Strahlenschädigung	... vitaminreiche Kost
	Entzündungen und chronische Erkrankungen	
BKS (Blutkörperchensenkungsgeschwindigkeit)	+ akuter Infekt oder chronische Erkrankung	... vitaminreiche Kost, ausreichende Bewegung (Immunabwehr stärken)
	Zucker: Risikofaktor für Herz- und Kreislauferkrankungen	
Blutzucker	+ Zuckerkrankheit, Medikamente - eventuelle Regulationsstörung im Frühstadium des Diabetes mellitus	... Gewichtsreduktion auf Normalgewicht, Medikamente bei Zuckerkrankheit

Blutwert-Bezeichnung	Mögliche Ursache bei einer Abweichung	Möglichkeiten der Verbesserung von diesen Abweichungen durch ...
Fette: Risikofaktoren für Herz- und Kreislauferkrankungen		
Cholesterin	+ zu fette Ernährung, Stoffwechselstörung	... gesunde Ernährung, Ausdauersport, gegebenenfalls Medikamente
HDL-Cholesterin	- Vererbung, Bewegungsmangel	... Ausdauersport, Medikamente
Quotient Cholesterin/HDL	+ (siehe Cholesterin und HDL)	(siehe Cholesterin und HDL)
LDL-Cholesterin	+ zu fettreiche Ernährung, Vererbung	... gesunde, ausgewogene Mischkost, Medikamente, Ausdauersport
Triglyceride	+ Alkohol, fettreiche Kost und Stoffwechselstörung	... gesunde, ausgewogene Mischkost, wenig Alkohol
Gicht: Risikofaktor für Herz-, Kreislauf- sowie Gelenkserkrankungen		
Harnsäure	+ zu fett- und eiweißreiche Kost oder chronische Krankheit, Ausscheidungsstörung der Niere (Vererbung)	... Gewichtsreduktion, gesunde Ernährung: Wenig Fleisch, Innereien und Alkohol; ggf. Medikamente
Leber und Galle		
ALT (früher GPT)	+ Leberzellschaden, Nebenwirkung von Medikament oder ernsthafte Erkrankung	... Gewichtsabnahme bei Fettleber, Alkoholverzicht, Absetzen von Medikamenten
AST (früher GOT)	+ ALT bleibt normalerweise in den Leberzellen. Ist der Wert im Blut erhöht, sind die Zellen undicht. Bei einer Leberentzündung z.B. steigt der Wert stark an.	
Y-GT (Gamma-GT)	+ Abflussstörung in Leber, Galle, Gallensteine, Alkoholkonsum	... chirurgischer Eingriff, ärztliche Therapie, Alkoholverzicht

Blutwert-Bezeichnung	Mögliche Ursache bei einer Abweichung	Möglichkeiten der Verbesserung von diesen Abweichungen durch ...
AP	Eine Erhöhung des Wertes deutet oft auf eine Gallenblasen- oder Knochenerkrankung (z.B. Osteoporose) hin. Auch Arzneimittel können schuld sein.	
	Muskel	
CK-NAC (Kreatinase)	+ körperliche Belastung vor Blutabnahme, Muskelverletzung	... weniger intensive sportliche Belastung, danach mehr trinken
	Mineralstoffe	
Ferritin (Speichereisen)	+ Entzündung, bösartige Erkrankung – Eisenmangel z.B. bei Blutung	... gesunde und ausgewogene Ernährung, ggf. ärztliche Therapie
Kalium	+ Nierenerkrankung - Abführ-/Entwässerungsmittel, Erbrechen	... meiden von Abführ- und Entwässerungsmitteln, Verzehr von Bananen und Aprikosen
Calcium	+ Tumore, Knochenerkrankungen – Chronische Nieren- und Knochenstoffwechselerkrankungen	... kalziumreiche Ernährung, ggf. ärztliche Therapie
Magnesium	+ Nierenversagen, zu viel Magnesium – Erbrechen, Durchfall, chron. Alkoholkonsum	... ballaststoffreiche Ernährung mit viel Obst und Gemüse, magnesiumreiches Mineral-wasser
Harnstoff	- bei schweren Nierenschäden und -erkrankungen, Infektionen sowie Tumorerkrankungen ist der Wert erhöht, aber auch bei Fieber und Verbrennungen.	

Blutwert-Bezeichnung	Mögliche Ursache bei einer Abweichung	Möglichkeiten der Verbesserung von diesen Abweichungen durch …
	Nieren	
Kreatinin	+ Je mehr Muskelmasse vorhanden ist, desto mehr Kreatinin – Bodybuilder haben mehr, das ist noch kein Grund zur Sorge. Ist der Wert erhöht, weist dies auf eine Störung der Nierenfunktion hin. Bei einem solchen Verdacht wird eine weitere Untersuchung, die sogenannte Kreatinin-Clearance, durchgeführt. Hierfür wird Urin über 24 Stunden gesammelt, um die Nierenfunktion zu prüfen.	

Ganz einfach für den Alltag – erste Schritte zur richtigen Ernährung

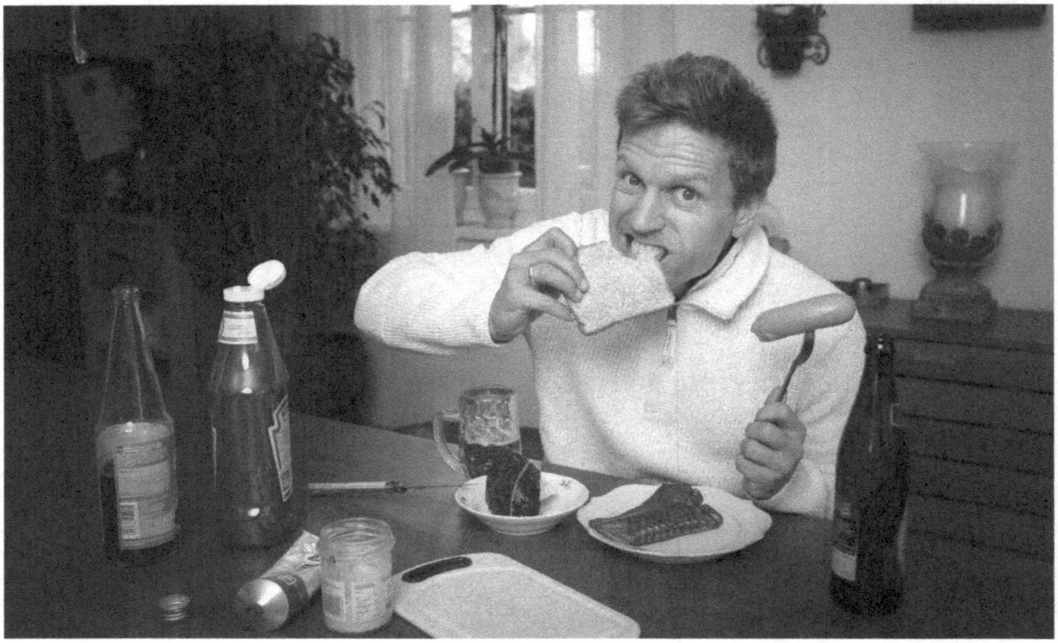

Raucher: Wenn ich also die ersten 30 Tage gut überstanden habe und noch am Leben bin, wie geht es dann weiter? Was ist denn nun eine »richtige« Ernährung?

Daucher: Gute Frage! Alle reden davon, aber keiner weiß wirklich, was das ist und beinhaltet.

Wie anders wäre es erklärbar, dass die Empfehlungen der Ernährungsgesellschaften für wichtige Stoffe einmal nach oben, einmal nach unten gehen? Beispielsweise bei der Vitamin-C-Dosierung, die bei 500 mg/Tag bemessen ist und meiner Meinung nach viel höher angesetzt werden sollte ...

Unter »richtiger Ernährung« versteh ich eine Ernährungsform, bei der sowohl die Getränke als auch Lebensmittel bewusst und sorgfältig ausgesucht werden. Schonende Zubereitung oder der pure, rohe Verzehr – als Vollwertkost – spielen bei einer richtigen Ernährung eine wichtige Rolle. Es bedeutet aber auch, dass die Lebensmittel und Getränke möglichst wenig behandelt aufgenommen werden (beispielsweise hat eine gekochte Karotte einen vielfach höheren Zuckergehalt als eine rohe ...).

Raucher: Also soll ich doch zum Hasen werden?

Daucher: Aber nein, mein Lieber! Aber falls du eine einfache Hilfestellung für deine Alltagsernährung benötigst gebe ich dir gerne ein paar Tipps:

Essen am Kiosk oder im Schnellrestaurant	von zu Hause Mitgebrachtes verzehren	viel frisches Obst und Gemüse als Zwischenmahlzeit	Kantinenessen mit Vollwertkost
Konservenessen	Tiefkühlkost	Fertigkost als »Baustein« mit frisch Zubereitetem	frische Zubereitung
Einkauf nach Appetit und Laune	Jahreszeitenbezogener Einkauf	Obst und Gemüse aus dem allgemeinen Anbau	Produkte aus kontrolliertem ökologischen Anbau
zu jeder Mahlzeit Fleisch oder Wurst oder Eier	jeden Tag Fleisch oder Wurst oder Fisch oder Eier	zweimal wöchentlich Fleischmahlzeiten durch Fisch oder Geflügel ersetzen	pro Woche nicht mehr als vier fleisch- oder fischhaltige Mahlzeiten
wenig Obst und Gemüse	erhitztes Obst und Gemüse	etwa zur Hälfte rohes Obst und Gemüse	beides aus kontrolliertem ökologischen Anbau
mit Zucker oder Süßstoff süßen	Honig oder Birnendicksaft	deutlich weniger süßen – Stevia	keine süßenden Zusätze mehr – außer bspw. Fruktose
Weißbrot und Brötchen	Helles und dunkles Vollkornbrot	Vollkornbrot und Frischkornmüsli	beides aus kontrolliertem ökologischen Anbau, häufig gekeimtes Getreide
Schweineschmalz	Margarine und Öl aus raffinierten Fetten	Butter, ungehärtete Pflanzenmargarine	kaltgepresste unraffinierte Öle

Unter »richtiger Ernährung« versteht man eine Ernährungsform, bei der sowohl die Getränke als auch Lebensmittel bewusst und sorgfältig ausgesucht werden.

Daucher: Wenn es dir tatsächlich nur um das Abnehmen gehen sollte, zeigt dir ein einfaches Rechenbeispiel, wie du dein Ziel erreichen kannst: Berechne deinen Gesamtumsatz!

Wie man das macht? Ganz einfach:

Grundumsatz in kcal (= dein Körpergewicht x 24)

+ Arbeitsumsatz in kcal: bei Männern mit moderater Tätigkeit 50 Prozent und bei Frauen mit moderater Tätigkeit 35 Prozent des Grundumsatzes.
+ Sportumsatz in kcal (laut Liste »Sportumsatz in kcal«, Seite 88)
+ Flüssigkeitsumsatz in kcal: bei Männern 250 und bei Frauen 150.

Also, mein lieber Ramon, rechnen wir das gleich für dich aus! Was wiegst du?

Raucher: 100 Kilo – grob geschätzt …

100 kg schwerer Mann → 100 x 24 = **2.400 kcal** Grundumsatz

+	**1.200 kcal**	Leistungsumsatz = 50% vom GU
+	**258 kcal**	1 Std. Volleyball laut Tabelle Seite 88
+	**250 kcal**	Flüssigkeitsumsatz (Harn, Stuhl, Schweiß)
=	**4.108 kcal**	**Gesamtumsatz**

Rechne die Kalorien zusammen – bleibst du unter diesem Tageswert an durch Nahrung aufgenommene Kalorien, dann wirst du abnehmen. Klingt einfach. Ist es auch!

Die zehn Top-Food-Nahrungsmittel – was du immer essen darfst!

Daucher: Und jetzt verrate ich dir noch ein paar Nahrungsmittel, die du immer zu Hause haben solltest. Denn die darfst du regelmäßig essen.

1. Weintrauben: Vor allem rote Trauben enthalten besonders viel OPC (Oligomere Procyanidine) und geben unseren Zellen eine Art Rostschutz, das heißt, sie schützen uns vor einem übermäßigen Angriff der freien Radikale. Es handelt sich dabei um instabile Sauerstoffmoleküle (es fehlt ihnen ein Elektron und möchte ersetzt werden), die in größerer Anzahl auch gesunde Zellen angreifen und unseren Organismus schädigen.

OPC ist als wesentlicher Bestandteil der südländischen Ernährung bekannt, weshalb dort die Zahl der Herz-Kreislauf-Erkrankungen wesentlich niedriger ist als beispielsweise in den ehemaligen Ostblockländern. Die sogenannte »Kreta-Diät«, mit viel Oregano als Gewürz und vorzugsweise etwas Rotwein am Abend, ist somit zu empfehlen!

2. Sauerkraut: Das traditionelle Sauerkraut wurde wahrscheinlich von den Tartaren in unseren Raum gebracht. Der fein gehobelte, gesalzene und vergorene Weißkohl stammt ursprünglich aus China und wurde früher als Proviant in der Seefahrt eingesetzt, um Mangelerkrankungen vorzubeugen. Sauerkraut ist mit den Kohlgemüsen ein wichtiger Vitamin-C-Lieferant im Winter. Außerdem enthält es die Vitamine A und B sowie die lebenswichtigen Mineralstoffe und Spurenelemente Kalzium, Kalium, Natrium, Phosphor und Eisen.

Es ist sehr kalorienarm (ca. 19 kcal/100 g) und praktisch fettlos – ein Sauerkraut-Eintopf wärmt von innen an kalten Tagen.

3. Hülsenfrüchte: Egal, ob grüne oder weiße Bohnen, Zuckerschoten, Erbsen, Kichererbsen, Linsen: Alle oben erwähnten Hülsenfrüchte stabilisieren den Blutzucker und wirken auch vorbeugend bei Darmerkrankungen.

4. Brokkoli: Das grüne Superfood ist eine der stärksten Waffen gegen Krebs, auch vorbeugend, und hemmt das Tumorwachstum. Eigentlich sollte man es täglich essen. Ähnlich positiv wirken Rosenkohl oder Blumenkohl.

5. Blaubeeren: Blaubeeren sind, meiner Meinung nach, der absolute Superstar unter den gesunden Lebensmitteln. Es spricht nichts gegen einen täglichen Verzehr im Bereich von etwa 100 Gramm. Dabei spielt es keine Rolle, ob man sie frisch oder auch tiefgekühlt genießt. In Blaubeeren sind weit mehr Antioxidantien als in allen anderen Obst- und Gemüsesorten.

6. Hafer: Oder, besser gesagt, die Haferkleie wirkt cholesterinsenkend und beugt Herzerkrankungen vor.

7. Pistazien: Türkische Wissenschaftler haben in einer Studie herausgefunden, dass Pistazien die Potenz steigern können. Ein regelmäßiger Verzehr der Steinfrucht senkt den Cholesterinspiegel und – wegen der ungesättigten Fettsäuren – die Spannung in den Wänden der Blutgefäße. Dadurch verbessert sich die Durchblutung und als Folge auch die Erektion.

8. Himbeeren: Obwohl die Himbeere appetit-anregend wirkt, hat sie dennoch die Berechtigung, sich in dieser Liste wiederzufinden, denn schließlich und endlich wirkt sie auch antiviral (vor allem gegen Herpesviren) und abwehrsteigernd. Als Volksmedizin ist vor allem der aus den Blättern gewonnene Tee sehr beliebt. Dieser hilft gegen Durchfall, Zahnfleischprobleme und Mensturationsbeschwerden.

9. Eier: Reine Cholesterinbomben oder doch eher ein Supernahrungsmittel? Das Ei spaltet die Ernährungsexperten – unbestritten ist jedoch, dass Eier wichtige Folsäure-Lieferanten und außerdem reich an Vitamin A, E und K sowie Biotin und Zink sind.

10. Ziegenmilch: Das Beste zum Schluss! Ziegenmilch ist aus meiner Sicht ein absolutes Elixier, das nicht nur als Jungbrunnen gilt, der den Körper jung hält (durch eine Vielzahl an Wirkstoffen, welche unsere Zellen schützt), sondern auch das Nervensystem und die Atemwege positiv beeinflusst. (Hoher Anteil an Vitamin A, B1 und vor allem Vitamin D.)

4

Stress lass nach oder: Wie ich lernte, beim Schlafen zu entspannen

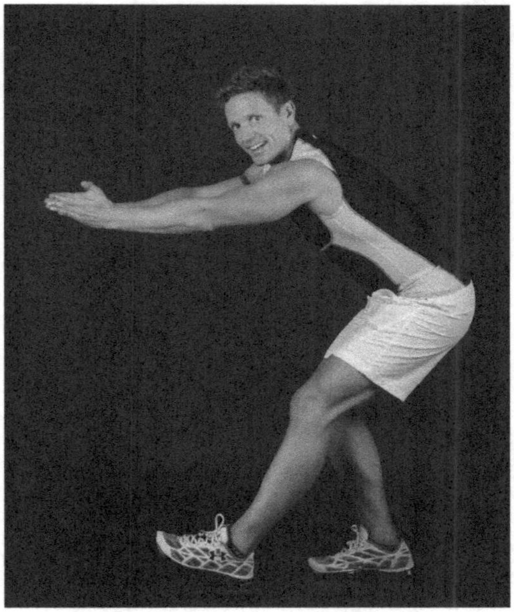

Daucher: Mein lieber Ramon Raucher, jetzt mal eine andere Frage: Fühlst du dich eigentlich gestresst?

Raucher: Also bitte ..., ich verstehe Leute nicht, die sagen: »Ach Gott, ich bin ja so gestresst – ich hab ein Burn-out ...!« Das geht mir so auf den Wecker! Ich habe auch viel Arbeit, aber hör mir doch mit dem Burn-out-Blödsinn auf!

Daucher: Aber wenn ich dich so ansehe, dann bekomme ich den Eindruck, dass Stress und mangelnder Schlaf durchaus ein Thema in deinem Leben sein könnten.

Raucher: Wie kommst du denn darauf?

Daucher: Na ja. Der Körper ist der Spiegel unserer Seele! Und ganz ehrlich: Wenn ich in deinen Spiegel sehe ...

Raucher: Wie bitte?

Daucher: Spielt es wirklich keine Rolle? Zum Beispiel:

- Verspannungen und Rückenschmerzen
- Kopfschmerzen und Migräne
- Sodbrennen, Magenbeschwerden
- Herz-Kreislauf-Erkrankungen
- Durchfall oder Verstopfungen
- Blähungen, Harndrang
- Allergien, Hautausschlag

Erkennst du dich da wieder?

Schau mal: Der Begriff »Stress« (vom englischen Wort für »Druck«) stammt ursprünglich aus der Werkstoffkunde und benennt den Zustand eines Materials, das unter Zug oder Druck steht. Dies entspricht unserem

Alltagsverständnis von Stress als Situation unter Druck und als Zustand besonderer psychischer und körperlicher Anspannung, wobei wir dabei natürlich zwischen gutem und schlechtem Stress unterscheiden müssen! Der schlechte Stress (Disstress), bei dem die Situation als unangenehm, belastend und überfordernd erlebt wird, ist das Problem! Manche halten sich oftmals nicht für kompetent genug, eine Situation erfolgreich zu meistern, und glauben, dass sie wahrscheinlich versagen werden. Nicht nur im Job, sondern in allen Lebenslagen, wenn du so willst.

Der schlechte Stress (Disstress), bei dem die Situation als unangenehm, belastend und überfordernd erlebt wird, ist das Problem!

Raucher: Gut. Sodbrennen und Blähungen habe ich schon des Öfteren, aber ich habe das eher auf meine Ernährung zurückgeführt.

Daucher: Ramon, du musst einfach wieder lernen, auf dein Gefühl – dein Herz – zu hören!

Raucher: Ja, das mach ich doch ständig! Aber beim Kampf Kopf gegen Herz verliert immer die Leber …

Daucher: Du bist einfach unverbesserlich! Also, ich erkläre dir mal, wie negativer Stress abläuft. Vielleicht fällt es dir dann leichter, über deine Situation nachzudenken.

Stress und seine Phasen

Daucher: Es gibt grundsätzlich drei unterschiedliche Phasen beim Stress. Die Alarmphase, die Abwehrphase und die Erholungsphase, wobei die erste Phase am wichtigsten für unser Stresserleben ist, denn in der *Alarmphase* werden vom Organismus sämtliche Reserven aktiviert. Es werden alle Kräfte bereitgestellt, um der Gefahr zu begegnen oder ihr mit größter Eile zu entfliehen. Du kennst das vielleicht von deiner Arbeit, wenn du vom Chef eine auf den Deckel bekommst, passiert genau das Folgende:

Es kommt zur Ausschüttung von Noradrenalin und Adrenalin:

- Das Herz schlägt schneller,
- der Blutdruck steigt,
- der Blutzuckerspiegel steigt,
- Energiereserven in der Leber werden freigesetzt.

Letztendlich ist Stress eine biochemische Reaktion auf außergewöhnliche Belastungen, wobei unser Nervensystem die Tätigkeit sämtlicher Organe reguliert. Hier gibt es zwei Regelkreise: das parasympathische

Nervengeflecht – es ist zuständig für Erholung und Regeneration; und das sympathische Nervengeflecht – es wird bei Stress und Gefahren aktiviert und führt zu erhöhter Leistungsbereitschaft.

Raucher: Hör mal, warum erzählst du mir das alles? Das trifft doch alles nicht auf mich zu. Das interessiert mich nicht!

Daucher: Ich möchte dir damit Strategien mitgeben, wie du durch körperliche Aktivität vorhandenen Stress vermindern und abbauen kannst.

Raucher: Ich habe mein Bier und mein TV-Gerät – das reicht mir …

Daucher: Eben! Das bewirkt auf Dauer genau das Gegenteil. Ich erkläre dir auch, warum: Auch wenn du nach dem Genuss von einem Bier einen wohligen »Entspannungseffekt« verspürst, behindert Alkohol den regenerativen Effekt vor allem in der Tiefschlafphase. Und Stress durch Inaktivität abzubauen, indem du vor dem Fernsehgerät absackst, ist auch ein Trugschluss. Denn nur muskuläre Durchblutung und eine Aktivierung des Gesamtsystems – also Aktivität – führen mittelfristig zu Entspannung. Ich rede hier *nicht* von Sport, sondern von minimalen muskulären Aktivierungsübungen!

Mit einfachen Mitteln zu mehr Entspannung

Daucher: Ich weiß ja, dass du von Dingen wie Meditation oder Hypnose als Stressmoderator gar nichts hältst. Das kann ich übrigens verstehen, aber ich möchte dir körperlich aktive Strategien vorstellen, wie du mehr Entspannung erfahren kannst.

Da hätte ich beispielsweise eine *»Kurzentspannung zum Frustabbau«*: Am Sessel sitzend die Fäuste ballen, Ellbogen langsam abwinkeln und dabei aktiv die Oberarmmuskulatur anspannen (einatmen). Anschließend Armmuskulatur langsam lockern und die Arme strecken, Fäuste langsam öffnen (ausatmen). Die Übung einige Male wiederholen.

Die folgenden Übungen sind Varianten (Einatmung immer in der Anspannungsphase, Ausatmung in der Entspannungsphase):

- *»Der Stuhlzieher«:* Mit den Händen unter die Sitzfläche greifen – die Sitzfläche mit aller Kraft nach oben ziehen – vorne oder seitlich am Sessel greifen, je nach Stuhlart.
- *»Der Stuhldrücker«:* Sitzfläche mit den Händen umfassen – mit den Handballen von oben auf die Sitzfläche drücken – den Körper dabei nicht hochstemmen.
- *»Die Nackenklammer«:* Die Hände hinter dem Kopf verschränken, Ellbogen auseinanderhalten – mit beiden Händen den Kopf nach vorne ziehen – der Kopf leistet Widerstand und drückt nach hinten. (Wichtig: Die Halswirbelsäule bleibt gerade, keine Bewegung mit dem Kopf!)

Auch einige Übungen aus dem *»Qigong«* sind sehr nützlich für Entspannung: Die Grundstellung geht dabei so: Die Beine sind hüftbreit geöffnet und leicht gebeugt, der Oberkörper aufgerichtet, die Schultern hängen locker nach unten und die Arme sind neben dem Körper. Das Gewicht ist gleichmäßig auf beide Füße verteilt.

- *»Öffnen der Türe« – Phase 1 Einatmung:* Aus der Grundstellung die Arme nach vorne bis knapp über Schulterhöhe heben, wobei die Handrücken nach oben zeigen und die Bewegung führen. *Phase 2 Ausatmung:* Die Hände nach oben klappen, so dass die Handflächen nach vorne zeigen, die Arme nach unten führen, die Ellbogen sollten dabei immer tiefer sein, als die Hände
- *»Umarmung der Sonne« – Phase 1 Einatmung:* Aus der Grundstellung die Arme seitlich nach oben über den Kopf führen, wobei die Handflächen nach oben zeigen, der Blick ist nach oben gerichtet, das Brustbein wird gehoben. *Phase 2 Ausatmung:* Hände aufeinanderlegen, wobei die Handflächen nach unten zeigen, und die Arme am Körper entlang nach unten bis in Bauchnabelhöhe führen.
- *»Umarmung des Mondes« – Phase 1 Einatmung:* Aus der Grundstellung die Arme öffnen, wobei die Handflächen nach vorne zeigen. *Phase 2 Ausatmung:* Den rechten Arm nach unten beugen, den linken Arm nach oben führen, die Handflächen zeigen zueinander (als wollte man einen großen Ball umarmen). *Phase 3 Einatmung:* Die Arme wieder in die seitliche Position bringen. *Phase 4 Ausatmung:* Die Arme in die Grundstellung senken, danach die Übung zur anderen Seite ausführen: linker Arm tief, rechter Arm nach oben.
- *»Affenabwehr« – Zusatz zur Grundstellung:* Die Arme sind vor dem Körper in Schulterhöhe gestreckt, die rechte Handfläche liegt von oben auf der linken Handfläche. *Phase 1 Einatmung:* Die linke Hand wird am Körper vorbei nach hinten gezogen, wobei die Handfläche nach oben zeigt, der Oberkörper dreht leicht mit der Armbewegung mit, anschließend die Handfläche nach oben heben. *Phase 2 Ausatmung:* Den Ellbogen abwinkeln und die Hand am Ohr vorbei wieder nach vorne führen. Dabei streicht die Hand über den rechten Unterarm, die rechte Handfläche wird gleichzeitig nach oben gedreht. Anschließend dieselbe Bewegung auf der anderen Seite durchführen.
- *»Dehnen und Gleichgewicht« – 1. Teil:* Die linke Hand umfasst das Knie und die rechte das Sprunggelenk des linken Beins, das Knie möglichst weit zur Schulter, das Sprunggelenk zum Bauch ziehen. *2. Teil:* Mit der linken Hand das Sprunggelenk umfassen, Ferse und Knie nach hinten ziehen, mit der rechten Hand seitlich (an der imaginären Wand!) anhalten. *3. Teil:* Mit der rechten Hand von unten an die linke Fußsohle greifen, das Bein so weit als möglich nach vorne strecken, mit der linken Hand seitlich (an der imaginären Wand!) anhalten. *4. Teil:* Mit der linken Hand von innen an die linke Fußsohle

greifen, das Bein so weit als möglich zur Seite strecken, mit der rechten Hand seitlich (an der imaginären Wand!) anhalten. Anschließend das Bein wieder zu Boden stellen und mit dem rechten Bein üben.

Und falls du es eher körperlich aktiv haben möchtest: Mach Ausdauertraining im Bereich von circa 70 bis 80 Prozent der maximalen Herzfrequenz – im Sinne eines Intervalltrainings, also einmal schneller, einmal langsamer. Eine Stunde lang. Das bringt nachweislich den besten Erfolg, wenn es darum geht, die parasympathische Nervenaktivität (zwei Stunden nach dem Training) optimal zu beeinflussen.

Ich rate dir sowieso, dich mindestens vier- bis fünfmal pro Woche an der frischen Luft aufzuhalten.

Als letzte Möglichkeit, dem Stress Herr zu werden, empfehle ich direine spezielle *Atemtechnik:* Atme sechsmal pro Minute tief ein und aus. Wenn möglich durch die Nase. Auch dies beeinflusst den Parasympathikus positiv.

Raucher: Netter Vortrag, Daucher. Wollte mir gerade eine Kuscheldecke holen, weil ich fast eingeschlafen wäre ... Mein Problem ist aber die Arbeit, dort habe ich den Hauptstress!

Daucher: Auch dafür habe ich einige Tipps für dich! Stressfreies Arbeitsverhalten heißt:

- Setze eine Reihenfolge fest: »Der Wert eines Mitarbeiters in einer Organisation richtet sich danach, wie gut er das Wichtige erledigt, nicht, wie gut er das weniger Wichtige erledigt«, stellte Mackenzie bereits 1974 fest. Eine einfache Wahrheit, oder? Arbeite dementsprechend und finde heraus, was das Wichtigste ist!
- Mach nicht alles selbst, sondern delegiere: Wenn es dir schwerfällt, Arbeiten anderen zu übertragen, und du alles an dich reißen musst, hast du ein persönliches Problem. Hinterfrage, was dahintersteckt!
- Plane dir genügend Arbeitszeit ein. Wenn es dir immer wieder passiert, dass du nur einen Teil deiner Arbeit erledigen kannst, obwohl du gut planst und Arbeiten abgibst, dann erforsche dein Zeitmanagement. Vielleicht reservierst du dir einfach zu wenig Zeit für die einzelnen Arbeitsschritte, und wenn etwas passiert, womit du nicht rechnest, geht sich gar nichts mehr aus. Schreibe einmal genau mit, was sich warum nicht ausgeht.
- Machst du das, was dir Spaß macht? Wenn dir deine Arbeit im Großen und Ganzen Spaß macht, dann wirst du viel weniger oder gar nicht an Stress leiden, wie Untersuchungen zeigen.

Übrigens ist eine individuelle Überlastung kein Zeichen persönlicher Schwäche – sondern das Zusammentreffen mehrerer belastender Faktoren (Arbeit, Familie, persönliche Krisen ...). Es ist auch keine Frage des Alters – es kann jeden treffen. Darüber hinaus ist es keine Frage des Geschlechts und auch keine Erschöpfung, die sich durch einen netten Kurzurlaub bereinigen lässt. Ich rate dir, lieber mehr zu können, als du machst, als mehr zu machen, als du kannst.

Raucher: Hehehe – netter Abschluss deiner Rede, ... hör mal, es ist schon spät und ich komme zu spät in mein Bettchen – schließlich benötige ich zumindest fünf Stunden Schönheitsschlaf.

Daucher: Oje. Die nächste Baustelle!

Raucher: Baustelle? Heißt das, du möchtest mich auch noch das Schlafen lehren? Das ist doch wirklich die Höhe!

Schlafen will gelernt sein!

Raucher: Bitte, was willst du lernen, wenn du bewusstlos im Bett liegst?

Daucher: Schlaf heißt nicht, bewusstlos im Bett zu liegen! Bei Weitem nicht, denn es ist ein aktiver, rhythmisch wiederkehrender Erholungsvorgang und somit nichts, das »passiv« passiert. Unser Gehirn arbeitet in dieser Zeit auf Hochtouren. Es verbraucht im Übrigen ausschließlich Kohlehydrate, also Zucker und je intensiver wir trainieren, desto wichtiger ist das Schlafverhalten: Da kommt es auf die Menge und auf die Qualität an!

Frauen schlafen im Durchschnitt eine Stunde länger (bewegen sich somit in Richtung optimaler Schlafdauer von acht Stunden). Alkohol, Koffein, Medikamente, Drogen, aber auch psychologische Faktoren, wie Stress, Sorgen, Lifestyle, Lernen, und Umwelteinflüsse, wie Licht, Lärm, Bett, beeinflussen unser Schlafverhalten!

Übrigens: Depressive und ängstliche Personen brauchen mehr Nachtruhe, leiden gleichzeitig jedoch oft unter Schlafstörungen.

Wichtig ist vor allem die Tiefschlafphase, die wir täglich anzapfen sollten, um vollständig regenerieren zu können. Diese lässt sich optimal in der Zeit zwischen 23:30 und 1:00 Uhr nachts erreichen. Das heißt, der vormitternächtliche Schlaf ist der gesündeste – das haben schon unsere Großmütter gewusst, nicht wahr?

Im Schlaf produzieren wir einige Hormone:

- Ein *Wachstumshormon* wird zu Schlafbeginn ausgeschüttet, es ist wichtig für Aufbau der Zellen, Wachstum und Regeneration.
- *Melatonin* wirkt schlafanstoßend, ist lichtempfindlich.
- *Cortisol* (ein Stresshormon) wird in der zweiten Nachthälfte ausgestoßen, um den Körper auf das Aufwachen vorzubereiten.
- *Schilddrüsenhormone sind wichtig für Aktivität und Stoffwechsel.*

5

Empfehlungen für Outdoor und Indoor

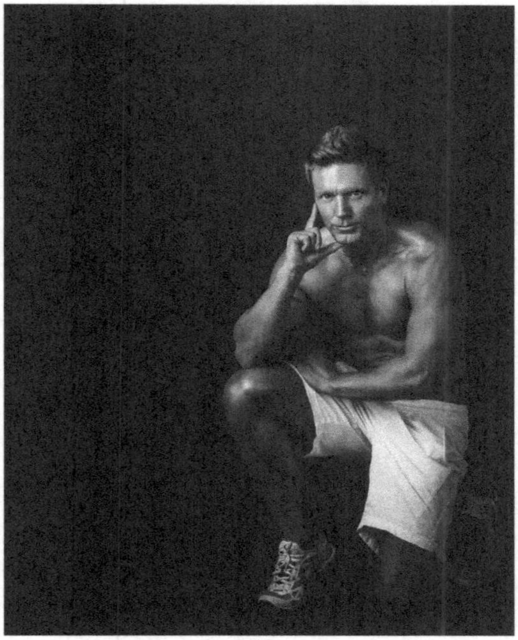

Liebe Leserinnen und Leser, nun haben Sie Ramon Raucher und mich durch die ganze Entwicklung zu einem gesunden Leben begleitet. Ich hoffe, es ist Ihnen bisher gut ergangen. Vielleicht haben Sie sich ja in dem ein oder anderen Widerspruch meines Alter Egos wiedergefunden? Eines möchte ich Ihnen aus tiefster Überzeugung sagen: Sie können das! Sie können Ihr Leben ändern. Geht nicht, gibt's nicht – machen Sie diese Formel zu Ihrem Grundsatz, den Sie sich jeden Tag wieder und wieder vorsagen, bis Sie es selbst glauben!

Und zu guter Letzt gibt es von mir noch ein paar allgemeine Tipps, Tricks und Empfehlungen.

Nordic Walking

Also, eines muss vorab betont werden: Nordic Walking hat nichts mit Regenwürmer-Fischen oder Skistöcke spazieren tragen zu tun! Es ist mittlerweile ein ernst zu nehmender und wirklich effektiver Sport geworden, den vornehmlich Anfänger ausüben. Eines steht jedenfalls fest: In den letzten Jahren hat sich einiges getan im Bereich der Technik und Intensität.

Wichtige drei Teilbereiche:

- zum einen die Oberkörperposition, die, ähnlich wie beim Laufen, im Bereich von circa 11 Grad Vorneigung gegeben werden sollte;
- zweitens die Stocklänge und
- drittens die Rhythmisierung.

Die Stocklänge sollte optimalerweise circa 75 % der Körpergröße, gemessen in Zentimetern, betragen, das heißt, bei einem 175 Zentimeter großen Menschen sollten die Stöcke circa 130 Zentimeter lang sein. Eine ganz schwierige Sache ist zu Beginn die richtige Rhythmisierung. Es sollte nämlich ein Kreuzgang gewählt werden. Also rechtes Bein und linker Arm werden gegengleich nach vorne beziehungsweise hinten rhythmisiert.

Viele Menschen machen zu Beginn den Fehler, einen Bass-Gang zu wählen, das heißt, seitengleicher Arm und seitengleiches Bein werden nach vorne beziehungsweise hinten geschoben – das ist natürlich völlig falsch. Versuchen Sie das mal! Früher oder später bekommen Sie nicht nur einen Knoten in Armen und Beinen, sondern auch im Kopf. Die Folge ist zumeist: Die Fitnesskarriere wird bald beendet. Es geht zurück auf Couch zu Chips und Bier. Dabei wäre es schade um Ihre Nordic-Walking-Karriere! Denn es lohnt sich auf jeden Fall für Anfänger zu walken: 30 bis 45 Minuten Training verbrennen in etwa 300 bis 400 Kilokalorien.

Und für Übergewichtige ist es sowieso das allerbeste Training, denn innerhalb einer Stunde Nordic Walking erspart man sich durch die Unterstützung der Stöcke in etwa zwei bis drei Tonnen an Gelenksbelastungen.

Aquagymnastik

Liebe Leserinnen, liebe Leser, Sie werden sich mit Sicherheit denken: Der spinnt jetzt komplett, der Daucher. Was will er denn mit dem geriatrischen Plantsch-Training. Das ist doch etwas für alte Menschen, die sich kaum mehr auf den Beinen halten können. Aber, liebe Leute! Genau das Gegenteil ist der Fall, denn Aquagymnastik ist, meiner Meinung nach, eine der allerbesten Trainingsformen, die es überhaupt gibt.

Durch den sogenannten hydrodynamischen Druck (also den Druck des Wassers auf das Gewebe) hat man eine Cellulite-vorbeugende Wirkung und auf der anderen Seite hat gibt es durch die hohe Dichte des Wassers kaum Gelenksbelastungen. Das heißt, selbst wenn Sie joggen oder hüpfen, haben Sie kaum Hüft-, Knie- oder Sprunggelenksbelastungen) und über den Kalorienverbrauch brauche ich wohl kein weiteres Wort verlieren. Dieser spricht absolut für sich: eine Stunde Training bedeutet in etwa 1.000 Kilokalorien.

Ein weiterer toller Aspekt ist, dass Sie innerhalb kürzester Zeit einen sehr hohen Puls erreichen, was aber weniger damit zu tun hat, dass die Intensität der Bewegungen hoch ist, sondern eher damit, dass Sie die Körpertemperatur im kühlen Wasser ausgleichen müssen. Also, beginnen Sie schon mal zu singen: »Pack die Badehose ein, nimm dein kleines Schwesterlein ...«

Spinning

Mir geht dieses Training ja ziemlich auf die Nerven! Da trittst du wie ein Irrer in die Pedale, und rechts und links bewegt sich einfach nichts! Kein Baum, kein Haus, keine schöne Frau, kein schöner Mann (die mir persönlich ja grundsätzlich egal sind). Nichts. Also gar nichts zieht vorbei: ... außer vielleicht die eine oder andere Schweißperle, die von den Ohren auf den Boden tropft. Dabei gibt es innerhalb einer Stunde mindestens 1.000 Gründe, warum Sie dieses Training unbedingt machen sollten! Das ist nämlich in etwa jene Kalorienzahl, die Sie innerhalb einer Stunde Training verbrennen, denn in einer Spinning-Stunde geht es ziemlich rund: Es wird nicht nur gesessen und gewartet bis der Hintern glüht, sondern es wird »gejumpt« und »gepusht up«, gesprintet, Berge hinauf- und hinuntergedüst. Nach dem Motto »Geteiltes Leid ist halbes Leid« führen Sie dieses Training in einer geleiteten Gruppe durch, was unter anderem den Vorteil hat, dass Sie, wenn Sie nicht mehr können, von einem hoch motivierten Trainer angeschrien werden: »Komm, du Lusche! Diese 30 Sekunden hältst du auch noch durch ...!«

Geile Sache, denn durch so geartete motivatorische Stilblüten schwitzen Sie nicht nur mehr, sondern verlieren auch dadurch Gewicht, dass Ihnen bei einer derart intensiven Belastung auch noch das Mittagessen aus dem Gesicht fällt.

Spaß beiseite! Wirklich verantwortungsvolle Trainer überwachen immer Ihre Pulsfrequenz und gewährleisten somit auch den individuellen Trainings-Erfolg.

Boxtraining

Boxen ist der Oberhammer! Ich persönlich habe das schon oft gemacht und muss ehrlich sagen: Ich kenne kaum intensivere und effizientere Trainingsformen als das Boxtraining. Egal, ob Fitboxen, Tae Bo, Schattenboxen, Mixed Martial Arts oder Muay Thai – das Image vom Sport ausschließlich nur für harte Kerle, die sich gegenseitig die Seele aus dem Leib prügeln, ist nicht mehr zeitgemäß, denn interessanterweise wird dieser Sport vor allem bei Frauen immer populärer! Einerseits kommen zunehmend mehr Menschen zum Schluss, dass durch diese Trainingsformen der Körper extrem schön ausgeformt werden kann, und auf der anderen Seite hat man innerhalb einer Trainingseinheit unterschiedlichste sportwissenschaftliche Trainingskonzepte integriert: In erster Linie werden Ausdauer, Kraft und Koordination gleichzeitig geschult ...

Und das Beste dabei: Im Grunde genommen haben Sie ähnliche Trainingserfolge – was den Fettabbau betrifft – wie beim intensiven Laufen! Wir sprechen von einem Kalorienverbrauch pro Stunde im Bereich von etwa 800 bis 900 Kilokalorien.

Trampolin Jumping

Lachen Sie nicht ...

Der »Homo ludens«, also der »spielende Mensch«, braucht etwas in seinem Leben, das ihn ein wenig an seine Kindheit erinnert, denn das ist meistens positiv besetzt, und deshalb macht er es gerne! Und genau diesen Konzepts bedient sich eben das Trampolin-Jumping-Training.

Man kredenze ein Trampolin, drehe die Musik ganz, ganz laut auf – yep ... und schon ist ein neuer Fitnesstrend geboren. (Übrigens: mit Hula-Hoop-Reifen, Tennisbällen und mit Sand gefüllten Joghurtbechern wurde das auch probiert, es ist aber nichts draus geworden.) Aber ich sage Ihnen: Probieren Sie Trampolin Jumping einmal selbst aus. Ich war wirklich verwundert, wie anstrengend und gleichzeitig spaßig dieses Training ist. Durch die Sprungelemente erwartet Sie ein äußerst effektives Herz-Kreislauf-Training und die instabile Unterlage dient vor allem beim Kräftigungstraining dazu, den Trainingsreiz (der tiefen Muskulatur) noch mehr zu erhöhen. Ein interessantes Detail am Rande: Wissenschaftler (wie Schwameder et al., Universität Salzburg) haben herausgefunden, dass sogenannte Impact-Belastungen – also zarte Sprungbelastungen – die Knochenstruktur wieder aufbauen können. Das heißt: Für alle Leute, die von einer noch nicht allzu weit fortgeschrittenen Osteoporose betroffen sind, wäre dieses Training eine alternative, hervorragende Trainingsform. Und 500 bis 600 Kilokalorien in der Stunde verbrennen Sie allemal bei diesem Training. Also: JUMP!

Cross Yoga

Noch nie davon gehört, nicht wahr? Gut, ... der Trend ist auch relativ neu. Deswegen möge man es Ihnen nachsehen, denn, genau genommen, gibt es dieses Training erst in einigen wenigen ausgewählten Fitness- und Yogastudios im deutschsprachigen Raum. Cross Yoga kommt, wie könnte es auch anders sein, aus Amerika, wobei dort das Trainingskonzept des CrossFit mit jenem des dynamischen Yoga kombiniert wurde. Hokuspokus wurde eine völlig neue Trainingsform aus dem Boden gestampft. Es werden Kettlebells (das sind Trainingsgeräte, die wie Kuhglocken aussehen) in die Höhe gestemmt, hochintensive Bauchmuskelübungen auf dem Rücken eines Trainingspartners und klassische, allerdings dynamische Übungen aus dem Yoga durchgeführt. Wer dabei auf den meditativen Klang einer Obertonharfe oder auf den berüchtigten Om-Gesang wartet, wird in dieser Stunde enttäuscht werden, denn singen werden Sie erst am nächsten Tag ..., allerdings vor Schmerzen, denn die langsame und korrekte Bewegungsausführung, verlangt Ihrer Muskulatur mit Sicherheit alles ab.

Sportumsatz in kcal

Kalorienverbrauch bei Outdoor-Aktivitäten pro zehn Minuten:

Bergab gehen	78
Bergauf gehen	202
Gehen (3 km/h)	40
Gehen (6,5 km/h)	72
Laufen (9 km/h)	125
Rennen (12 km/h)	164
Rennen (19 km/h)	228
Fahrrad fahren (9 km/h)	58

Fahrrad fahren (21 km/h) 124

Kalorienverbrauch bei verschiedenen körperlichen Aktivitäten pro zehn Minuten:

Badminton	43
Kanu fahren (6,5 km/h)	90
Kegeln	56
Basketball	58
Reiten	56
Tanzen (gemäßigt)	35
Tanzen (kraftvoll)	48
Tennis	56
Tischtennis	32
Schwimmen (Rücken, langsames Tempo)	82
Schwimmen (Kraulen mit kurzer Pause)	100
Ski fahren (alpin)	80
Ski fahren (Langlauf)	198
Squash	75
Volleyball	43

Nachwort von Ursula Simacek

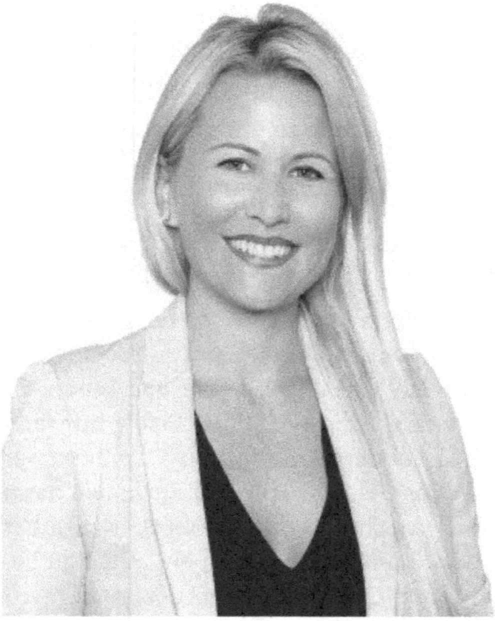

Ursula Simacek
CEO SIMACEK Facility Management Group GmbH

Der Daucher macht nicht nur den Raucher fit, sondern – seit Jahren – auch die Firma SIMACEK! Wir wollen das so, denn Kooperationen im Sport- und Fitnessbereich sind für uns nicht nur eine sinnvolle Möglichkeit, Kosten einzusparen, sondern vor allem wollen wir durch den Gedanken – *Gesund durch Bewegung* – für Menschen jeglichen Alters ein Zeichen setzen! Mehr als 7.000 Mitarbeiterinnen und Mitarbeiter aus über 40 Nationen sind bei uns in über 30 Städten in Europa rund um die Uhr für unsere Kunden im Gebäudemanagement im Einsatz. Somit MUSS das Thema »Gesundheit« ein wesentlicher Bestandteil unserer nachhaltigen Unternehmenspolitik sein, denn nur so schaffen wir Rahmenbedingungen für die Vereinbarkeit von Beruf und Familie und für die Gesundheit am Arbeitsplatz. Fit zu sein, sich anzustrengen und tagtäglich außergewöhnliche Leistungen zu erbringen, hat viel mit unserem Kerngeschäft zu tun – deshalb ist es uns ein Anliegen, uns die Fachexpertise vom Daucher zu holen!

Und wie geht es weiter?

So! Das war's jetzt an sich schon ...

Wie doch die Zeit vergeht. Jetzt haben Sie das Buch doch tatsächlich innerhalb nicht einmal einer Woche regelrecht »verschlungen«! Das muss doch bitte etwas bedeuten! Also ich denke ja, es heißt, dass es Ihnen mit Bewegung, möglicherweise Abnehmen, in jedem Fall aber mit dem Thema »gesunde Lebensweise« sehr ernst sein dürfte.

Im Prinzip haben Sie, liebe Leserin/lieber Leser, jetzt drei Möglichkeiten:

- Sie nehmen das Buch und stellen es, so wie alle anderen Fitnessfibeln, die Sie im Laufe der Zeit erworben haben, in Ihr Regal (dort schaut es auch echt super aus, denn der Verlag hat einen wirklich tollen Einband hinbekommen).
- Sie schenken es Ihrem Freund oder Ihrer Freundin (optional: Onkel, Tante, Oma, Opa, Hund, Katze oder Goldfisch), weil Sie der Meinung sind, das Ganze eh schon tausendmal gehört zu haben.
- Sie setzen den 30-Tage-Plan um und werden somit zu einem neuen Lebensgefühl gelangen.

Hmmm, gar nicht so einfach diese Entscheidung.

Tipp: Versuchen Sie doch das Programm (und setzen das eine oder andere aus diesem Buch um), und Sie werden sehen: Es lohnt sich! Falls Sie keinen Erfolg mit meiner Methode haben sollten ..., gibt's zwar nicht das Geld zurück, aber Sie haben dann immer noch die Möglichkeit, sich über www.deinplan.at bei mir persönlich zu beschweren! Oder, was mich noch viel mehr freuen würde: Sie bedanken sich persönlich bei mir.

In diesem Sinne: *Geht nicht – gibt's nicht!*

Anhang

30-Tage-Notfallplan

Tag 1

Warm up: 5 Minuten

Muskulatur	Übung	WH/ Dauer	Info
Ganzkörper/Ausdauer	Planking	1 Minute	Halten Sie den Rücken gerade
Ganzkörper/Kraft	FrontHop	20x	Steigen Sie zu Beginn vor und zurück
Bauch	Crunches	30x	Schultern berühren nicht den Boden
Ganzkörper/Ausdauer	Jogging	1 Minute	Knie hochziehen

Die Übungen werden ohne Pause zügig wiederholt. Heute: insgesamt 2x hintereinander! (kurze Pause dazwischen)

Ausdauertraining	Dauer	BORG	Herzfrequenz
Gehen oder Laufen	15 Minuten	BORG 12	120–130

Motto des Tages: »Der Weg ist das Ziel!«

Tag 2

Warm up:	5 Minuten

Muskulatur	Übung	WH/ Dauer	Info
Ganzkörper/Ausdauer	Planking	1 Minute	Halten Sie den Rücken gerade
Ganzkörper/Kraft	FrontHop	20x	Steigen Sie zu Beginn vor und zurück
Gesäß	Side Leg Lift	30x	Zügiges Wiederholungstempo
Ganzkörper/Ausdauer	Jogging	1 Minute	Knie hochziehen

Die Übungen werden ohne Pause zügig wiederholt. Heute: insgesamt 3x hintereinander! (kurze Pause dazwischen)

Ausdauertraining	Dauer	BORG	Herzfrequenz
Gehen oder Laufen	15 Minuten	BORG 12	120–130

Motto des Tages:	»Der Weg ist das Ziel!«

Tag 3: RUHETAG

Tag 4

Warm up:	7–8 Minuten

Muskulatur	Übung	WH/ Dauer	Info
Brust/Ausdauer	Liegestütz Drehung	25x	Ellbogen immer leicht gebeugt halten
Ganzkörper/Kraft	Front Hop	40x	Jetzt bereits vor und zurück springen
Bauch	Crunches Beine hoch	30x	Ellbogen seitlich halten
Ganzkörper/Ausdauer	Jogging	1:30 Min	Knie hochziehen

Die Übungen werden ohne Pause zügig wiederholt. Heute: insgesamt 3x hintereinander! (kurze Pause dazwischen)

Ausdauertraining	Dauer	BORG	Herzfrequenz
Gehen oder Laufen	20 Min	BORG 14	ca. 125–135

Motto des Tages: »Aufgegeben werden nur Briefe!«

Tag 5

Warm up: 7–8 Minuten

Muskulatur	Übung	WH/ Dauer	Info
Brust	Liegestütz Kniend	25x	Ellbogen immer leicht gebeugt halten
Ganzkörper / Kraft	Front Hop	40x	Jetzt bereits vor und zurück springen
Bauch	Crunches Beine hoch	30x	Ellbogen seitlich halten
Ganzkörper/Ausdauer	Jogging	1.30 Min	Knie hochziehen

Die Übungen werden ohne Pause zügig wiederholt. Heute: insgesamt 4x hintereinander! (kurze Pause dazwischen)

Ausdauertraining	Dauer	BORG	Herzfrequenz
Gehen oder Laufen	20 Minuten	BORG 14	ca. 125–135

Motto des Tages: »Es gibt nur ein Gas: Vollgas!«

Tag 6: RUHETAG

Tag 7

Warm up:	10 Minuten

Muskulatur	Übung	WH/ Dauer	Info
Ganzkörper / Ausdauer	Jumping Jack	1 Min	Zehenspitzen zur Seite drehen
Beine/Po	Ausfall-schritt vor	30x	Kniespitze hinter Zehenspitze
Beine/Po	Hocke	1 Min	Rücken bleibt gerade
Ganzkörper/Ausdauer	Jogging	1 Min	Knie hochziehen

Die Übungen werden ohne Pause zügig wiederholt. Heute: insgesamt 3x hintereinander! (kurze Pause dazwischen)

Ausdauertraining	Dauer	BORG	Herzfrequenz
Gehen oder Laufen	25 Minuten	BORG 14	ca. 125–135

Motto des Tages:	»Schmerz ist lediglich eine Schwäche, die den Körper verlässt!«

Tag 8

Warm up:	10 Minuten

Muskulatur	Übung	WH/ Dauer	Info
Ganzkörper / Ausdauer	Jumping Jack	1 Min	Zehenspitzen zur Seite drehen
Beine/Po	Ausfall-schritt vor	30x	Kniespitze hinter Zehenspitze
Beine/Po	Hocke	1 Min	Rücken bleibt gerade
Ganzkörper/Ausdauer	Jogging	1 Min	Knie hochziehen

Die Übungen werden ohne Pause zügig wiederholt. Heute: insgesamt 3x hintereinander! (kurze Pause dazwischen)

Ausdauertraining	Dauer	BORG	Herzfrequenz
Gehen oder Laufen	25 Minuten	BORG 14	ca. 125–135

Motto des Tages:	»Du weißt noch gar nicht, wieviel Kraft in Dir steckt!«

Tag 9: RUHETAG

Tag 10

Warm up:	10 Minuten

Muskulatur	**Übung**	**WH/ Dauer**	**Info**
Brust	Liegestütz Kniend	30x	Fingerspitzen zeigen parallel nach vor
Ganzkörper / Kraft	Planking	1:30 Min	Ein Bein angewinkelt
Ganzkörper / Ausdauer	Front Hop	30x	Rücken bleibt gerade
Ganzkörper / Kraft	Planking Side Pull	20 x	Zur Seite Ziehen ohne Schwung

Die Übungen werden ohne Pause zügig wiederholt. Heute: insgesamt 3x hintereinander! (kurze Pause dazwischen)

Ausdauertraining	**Dauer**	**BORG**	**Herzfrequenz**
Radfahren oder Laufen	25 Minuten	BORG 14	ca. 125–135

Motto des Tages:	»Egal, ob Dein Shirt von Adidas, Nike oder Reebok ist…Nach dem Training muss es nach Puma riechen!«

Tag 11

Warm up:	10 Minuten

Muskulatur	Übung	WH/ Dauer	Info
Brust	Liegestütz Kniend	30x	Fingerspitzen zeigen parallel nach vor
Ganzkörper / Kraft	Planking	1:30 Min	Ein Bein angewinkelt
Ganzkörper / Ausdauer	Front Hop	30x	Rücken bleibt gerade
Ganzkörper / Kraft	Planking Side Pull	20 x	Zur Seite Ziehen ohne Schwung

Die Übungen werden ohne Pause zügig wiederholt. Heute: insgesamt 3x hintereinander! (kurze Pause dazwischen)

Ausdauertraining	Dauer	BORG	Herzfrequenz
Radfahren oder Laufen	25 Minuten	BORG 14	ca. 125–135

Motto des Tages: »Maximaler Einsatz!«

Tag 12: RUHETAG

Tag 13

Warm up:	10 Minuten

Muskulatur	Übung	WH/ Dauer	Info
Ganzkörper / Ausdauer	Burpees	20x	Zu Beginn immer rückwärts steigen
Beine / Po	Squat seitlich	30x	Zehenspitzen zur Seite drehen
Bauch	Crunches	40x	Ellbogen seitlich, Beine am Boden
Ganzkörper / Ausdauer	Burpees	20 x	Zu Beginn immer rückwärts steigen
Rücken / Bauch	Planking	1 Min	Gerader Rücken

Die Übungen werden ohne Pause zügig wiederholt. Heute: insgesamt 2x hintereinander! (kurze Pause dazwischen)

Ausdauertraining	Dauer	BORG	Herzfrequenz
Radfahren oder Laufen	25 Minuten	BORG 14	ca. 125–135

Motto des Tages: »Heute ist der erste Tag, wo ich mein Sixpack erkenne!«

Tag 14

Warm up:	10 Minuten

Muskulatur	Übung	WH/ Dauer	Info
Ganzkörper / Ausdauer	Burpees	20x	Zu Beginn immer rückwärts steigen
Beine / Po	Squat seitlich	30x	Zehenspitzen zur Seite drehen
Bauch	Crunches	40x	Ellbogen seitlich, Beine am Boden
Ganzkörper / Ausdauer	Burpees	20 x	Zu Beginn immer rückwärts steigen
Rücken / Bauch	Planking	1 Min	Gerader Rücken

Die Übungen werden ohne Pause zügig wiederholt. Heute: insgesamt 2x hintereinander! (kurze Pause dazwischen)

Ausdauertraining	Dauer	BORG	Herzfrequenz
Radfahren oder Laufen	25 Minuten	BORG 14	ca. 125–135

Motto des Tages: »Durchhalten ist die Devise!«

Tag 15: RUHETAG

Tag 16

Warm up:	10 Minuten

Muskulatur	Übung	WH/ Dauer	Info
Ganzkörper / Kraft	Reverse Liegestütz	20x	Becken obenhalten
Ganzkörper / Ausdauer	Floor Jack	1 Min	Ellbogen leicht gebeugt halten
Bauch	Crunches Beine hoch	40x	Ellbogen seitlich, Beine 90° oben halten
Ganzkörper / Kraft	Dip Position rechts/links	30x	Becken oben halten
Ganzkörper / Ausdauer	Jumping Jack	1 Min	Zehenspitzen zeigen zur Seite

Die Übungen werden ohne Pause zügig wiederholt. Heute: insgesamt 2x hintereinander! (kurze Pause dazwischen)

Ausdauertraining	Dauer	BORG	Herzfrequenz
Radfahren oder Laufen	25 Minuten	BORG 14	ca. 125–135

Motto des Tages: »Bewegung ist Leben!«

Tag 17

Warm up:	10 Minuten

Muskulatur	Übung	WH/ Dauer	Info
Ganzkörper / Kraft	Reverse Liegestütz	20x	Becken obenhalten
Ganzkörper / Ausdauer	Floor Jack	1 Min	Ellbogen leicht gebeugt halten
Bauch	Crunches Beine hoch	40x	Ellbogen seitlich, Beine 90° oben halten
Ganzkörper / Kraft	Dip Position rechts/links	30x	Becken oben halten
Ganzkörper / Ausdauer	Jumping Jack	1 Min	Zehenspitzen zeigen zur Seite

Die Übungen werden ohne Pause zügig wiederholt. Heute: insgesamt 2x hintereinander! (kurze Pause dazwischen)

Ausdauertraining	Dauer	BORG	Herzfrequenz
Radfahren oder Laufen	25 Minuten	BORG 14	ca. 125–135

Motto des Tages: »Gooooooo!!!!!«

Tag 18: RUHETAG

Tag 19

Warm up:	10 Minuten

Muskulatur	Übung	WH/ Dauer	Info
Ganzkörper / Ausdauer	High Knee Jump	30x	ohne Zwischensprünge
Brust / Arme	Liegestütz	30x	Wenn geht, gerade Position
Ganzkörper / Ausdauer	Jogging	1:30 Min	VOLLGAS!

Die Übungen werden ohne Pause zügig wiederholt. Heute: insgesamt 4x hintereinander! (kurze Pause dazwischen)

Ausdauertraining	Dauer	BORG	Herzfrequenz
Radfahren oder Laufen	30 Minuten	BORG 15	ca. 135–140

Motto des Tages:	»Steigen Sie heute mal auf die Waage! Sie werden überrascht sein…«

Tag 20

Warm up:	10 Minuten

Muskulatur	Übung	WH/ Dauer	Info
Ganzkörper / Ausdauer	High Knee Jump	30x	ohne Zwischensprünge
Brust / Arme	Liegestütz	30x	Wenn geht, gerade Position
Ganzkörper / Ausdauer	Jogging	1:30 Min	VOLLGAS!

Die Übungen werden ohne Pause zügig wiederholt. Heute: insgesamt 4x hintereinander! (kurze Pause dazwischen)

Ausdauertraining	Dauer	BORG	Herzfrequenz
Radfahren oder Laufen	30 Minuten	BORG 15	ca. 135–140

Motto des Tages:	»Keine Schmerzen!«

Tag 21

Warm up:	10 Minuten

Muskulatur	Übung	WH/ Dauer	Info
Ganzkörper / Ausdauer	Burpees	30x	vor und zurück Springen
Beine / Po	Ausfall-schritt vor	30x	Kniespitze hinter Zehenspitze
Ganzkörper / Ausdauer	Jogging	1:30 Min	VOLLGAS!

Die Übungen werden ohne Pause zügig wiederholt. Heute: insgesamt 4x hintereinander! (kurze Pause dazwischen)

Ausdauertraining	Dauer	BORG	Herzfrequenz
Radfahren oder Laufen	30 Minuten	BORG 15	ca. 135–140

Motto des Tages: »Halten Sie durch! Es ist bald geschafft!«

Tag 22: RUHETAG

Tag 23

Warm up:	10 Minuten

Muskulatur	**Übung**	**WH/ Dauer**	**Info**
Ganzkörper / Ausdauer	Burpees	30x	vor und zurück Springen
Brust / Arme	Liegestütz	30x	Gerader Oberkörper
Bauch	Sit Ups	30x	Fersen aneinander pressen

Die Übungen werden ohne Pause zügig wiederholt. Heute: insgesamt 4x hintereinander! (kurze Pause dazwischen)

Ausdauertraining	**Dauer**	**BORG**	**Herzfrequenz**
Radfahren oder Laufen	30 Minuten	BORG 15	ca. 135–140

Motto des Tages: »Möge die Kraft mit Dir sein!«

Tag 24

Warm up:	10 Minuten

Muskulatur	Übung	WH/ Dauer	Info
Ganzkörper / Ausdauer	Burpees	30x	vor und zurück Springen
Brust / Arme	Liegestütz	40x	Gerader Oberkörper
Bauch	Sit Ups	40x	Fersen aneinander pressen

Die Übungen werden ohne Pause zügig wiederholt. Heute: insgesamt 4x hintereinander! (kurze Pause dazwischen)

Ausdauertraining	Dauer	BORG	Herzfrequenz
Radfahren oder Laufen	30 Minuten	BORG 15	ca. 135–140

Motto des Tages:	»Nicht vergessen: das Training beginnt in der Küche!«

Tag 25

Warm up:	10 Minuten

Muskulatur	Übung	WH/ Dauer	Info
Ganzkörper / Ausdauer	Burpees	30x	vor und zurück Springen
Brust / Arme	Liegestütz	50x	Gerader Oberkörper
Bauch	Sit Ups	50x	Fersen aneinander pressen

Die Übungen werden ohne Pause zügig wiederholt. Heute: insgesamt 4x hintereinander! (kurze Pause dazwischen)

Ausdauertraining	Dauer	BORG	Herzfrequenz
Radfahren oder Laufen	30 Minuten	BORG 15	ca. 135–140

Motto des Tages: »Heute ist ein Tag vor dem härtesten Trainingstag!«

Tag 26

Warm up:	10 Minuten		
Muskulatur	**Übung**	**WH/ Dauer**	**Info**
Ganzkörper / Ausdauer	Burpees	50x	vor und zurück Springen
Brust / Arme	Liegestütz	50x	Gerader Oberkörper
Bauch	Sit Ups	50x	Fersen aneinander pressen

Die Übungen werden ohne Pause zügig wiederholt. Heute: insgesamt 2x hintereinander! (kurze Pause dazwischen)

Ausdauertraining	**Dauer**	**BORG**	**Herzfrequenz**
Radfahren oder Laufen	30 Minuten	BORG 15	ca. 135–140

Motto des Tages: »HEUTE – AUA! Durchbeissen!«

Tag 27: RUHETAG

Tag 28: RUHETAG

Tag 29: PURE CARDIO

Radfahren oder Laufen	30 Minuten	BORG 15	ca. 135–140

Tag 30: PURE CARDIO

Radfahren oder Laufen	30 Minuten	BORG 15	ca. 135–140

Literaturverzeichnis

Dickhuth, Hans-Hermann (2000): Einführung in die Sport- und Leistungsmedizin. Karl Hofmann Verlag: Schorndorf.

Faller, Adolf (1995): Der Körper des Menschen. Thieme Verlag: Stuttgart.

Hucklenbroich, Christina (2015): Ohne tierische Produkte. Ist vegane Ernährung die perfekte Schlankheitskur. In FAZ, 14. 7. 2015, www.faz.net/aktuell/wissen/medizin/ohne-tierische-produkte-ist-vegane-ernaehrung-die-perfekte-schlankheitskur-13702110.html

Marksteiner, Josef: Abteilung für Psychiatrie und Psychotherapie, Landeskrankenhaus Hall. Schlafstörungen im Alter. www.arztakademie.at/fileadmin/template/main/Confero/Skripten/Geriatrie_2015/Seminar_3/6_-_Marksteiner_-_Diagnose_und_Therapie_vo_-Schlafstoerungen.pdf

Schwartz, F. W. et al. (1998): Kap. 9.2 Prävention. In: F. W. Schwartz et al. (Hrsg.): Das Public Health Buch. Gesundheit und Gesundheitswesen. Urban & Schwarzenberg, München S. 151-170.

Silbernagel, Stefan (1979): Taschenatlas der Physiologie. Thieme Verlag: Stuttgart.

Spitzbart, Dr. med. Michael (2015): Online Gesundheitsratgeber. http://www.spitzbarts-gesundheitspraxis.de/vitalstoffe-blutwerte/

Stangl, W. (2012): Lexikon für Psychologie und Pädagogik. http://lexikon.stangl.eu

WHO (1986): Ottawa-Charta zur Gesundheitsförderung. In: P & G, Prävention und Gesundheitsförderung.

WHO (1999): Health21. The health for all policy framework for the WHO European Region. European Health for all series No. 6. Copenhagen: WHO Regional Office for Europe.

Abbildungsverzeichnis